Michael von Känel

Band 9

I0446564

Die Wirkung von guter Luft auf unseren Körper

Wie frische Luft uns beflügelt

<u>**Teil 9 von 10**</u>

<u>**aus der Serie «Die Wirkung von…»**</u>

Copyright und Layout:

Michael von Känel, BE/Schweiz

Inhalt

1   Einleitung 4

2   Flieg, Vöglein, flieg! 10

3   Unsere Atmung 12

4   Energetischer Stoffwechsel 17

5   Sondermüll Abluft 24

6   Zusammensetzung der Luft 28

7   Luft als Medium 32

8   Luft ist mehr! 36

9   Temperatur 41

10   Dicke Luft! 46

11   Lüften! 49

12   Es ist nicht auszuhalten…! 54

13   Draussen sein 58

14   Pflanzen – unsere Freunde 61

15   Denken und Luft 64

16   Freiheit, Luft und Reinheit 67

17   Die Angst zu ersticken 69

18   Richtig (durch)atmen 73

19   Das Leben im Plastikbeutel 78

20   Ruhe und Entspannung 83

21   Ausblick 88

22   Schlusswort 92

1 Einleitung

Was man tun soll, wenn *einem die Luft wegbleibt*?

Einfach *ganz ruhig durchatmen...*

Wenn es um Ursache und Wirkung im Leben geht, dann sollten wir die Luft, die wir atmen, nicht vergessen zu thematisieren. Und dies aus dem Grund, weil Luft etwas vom Wichtigsten ist in unserem Leben. Denn wir atmen pausenlos, *bis zu unserem letzten Atemzug*. Und ohne Sauerstoff können wir nicht leben.

Kein Wunder also, dass frische Luft auf unser Leben einen grossen Einfluss hätte, WENN wir uns dessen BEWUSST wären.

Dieses Büchlein hier hat zum Ziel, dieses Bewusstsein für die Bedeutung von Luft für uns in möglichst vielen Bereichen zu erweitern, indem es aufzeigt, erklärt und hinweist.

Belege aber liefert dieses Büchlein nur wenige. Denn dies ist einerseits nicht nötig, weil jeder selbst für sich überprüfen kann, ob die gemachten Angaben bei ihm die beschriebene Wirkung zeigen. Andrerseits wird in diesem Büchlein auch auf Wirkungen hingewiesen, die schwer zu belegen sind, weil die Wissenschaft (noch) über keine Mittel dafür verfügt. Das bedeutet aber nicht, dass das Gesagte Schwindelei wäre – im Gegenteil.

Bevor wir uns in die Thematik reingeben, wollen wir zuerst aber noch kurz innehalten und *zu Atem kommen*. Denn das ist wohl die grösste Hürde, die es zu nehmen gilt, wenn man von der positiven Wirkung von Luft auf uns und unsere Gesundheit profitieren will.

Die meisten Menschen hetzen den ganzen Tag umher. Mit dem Smartphone am Ohr, dem Autoschlüssel in der linken und dem Kaffeebecher in der anderen Hand, rennen sie von A nach B. Und so sind sie ständig *ausser Atem*. Wer sich nicht Zeit nimmt, um *erst mal Luft zu holen*, bevor er eine neue Aufgabe angeht, dem fehlt die Energie dazu. Und weil wir täglich viele Aufgaben zu bewältigen haben, und weil wir diese bereits mit angeschlagenen Energiereserven angehen, wundert es nicht, dass wir am Abend *ausgepustet* nachhause kommen und müde und erschöpft sind.

Wer von diesem Büchlein hier profitieren will, der muss sich bewusst sein, dass die Luft, die wir atmen, viel wichtiger für uns ist, als wir glauben würden. Denn Luft liefert uns nicht nur den Sauerstoff, denn unser physischer Körper benötigt, damit er und seine Organe ihre

Aufgaben wahrnehmen können. Nein, über unsere Atemluft und unsere Umgebungsluft nehmen wir auch eine ganze Menge Lebensenergie auf – sofern diese Lebensenergie vorhanden ist. Das ist nicht in jedem Fall gegeben. Wir kennen das von einem Waldspaziergang kurz nach einem Sommerregen: Wenn wir von diesem Spaziergang zurückkommen, dann fühlen wir uns bedeutend frischer, als wenn wir in einem ungelüfteten Aufenthaltsraum im zweiten Untergeschoss unsere Pause abgesessen haben.

Dies liegt sicherlich daran, dass wir im Wald viel mehr frische Luft einatmen konnten. Es liegt aber auch am Energiegehalt von dieser Luft! Im Wald ist die Luft gesättigt von positiver Lebensenergie. Insbesondere Luftprana, Erdprana und Baumprana steht uns da im Überfluss zur Verfügung. Im Vergleich dazu enthält die Luft im ungelüfteten Pausenraum keine solche positiven Energien. Denn weder Sonne noch Pflanzen noch die Erde selbst haben die Möglichkeit, diesen Raum mit ihren wohltuenden Energien zu erreichen.

Und so kommt es, dass wir uns besonders im Winterhalbjahr sehr häufig in Räumen mit schlechter Luft und verbrauchten, also für uns negativ wirkenden Energien aufhalten.

Und wenn gegen den Frühling hin immer mehr Leute krank werden und die Grippe kriegen, dann liegt das in hohem Masse an dem Energiemangel, den sie erleiden, weil sie wegen der Kälte draussen die Räume nicht lüften, und weil sie sich lieber drinnen aufhalten, als dass sie raus an die frische Luft gehen und sich und ihre Energiekörper regelmässig durchlüften würden.

Aber eben, die meisten Menschen merken das nicht einmal. Und wer dann mit Grippesymptomen zum Arzt geht, der stellt im Wartezimmer fest, dass auch dieses ungelüftet und stickig ist. Wie soll man da gesund werden?

***

Wer sich gewohnt ist, regelmässig frische Luft zu atmen, der stellt sehr schnell fest, wenn Räume schlecht gelüftet sind. Und er stellt auch immer schneller fest, wenn Räume mit negativen Energien angefüllt sind. Denn unsere Atmung hat nicht nur zum Zweck, uns Sauerstoff und Lebensenergie zuzuführen, sondern auch verbrauchte Atemluft und mit ihr verbrauchte, also negative Lebensenergie wieder abzuführen. Und wenn ein Raum nicht gelüftet wird, dann wird der Anteil an frischer Luft immer kleiner, dafür steigt der Anteil an Stickstoff und Kohlenstoffdioxid an. Und das

Gleiche geschieht mit den positiven Energien, die in frischer Atemluft enthalten sind: Wir brauchen sie auf und geben negative Energien ab. Auch diese setzen sich im Raum ab wie CO_2, und so kommt es, dass ungelüftete Räume für unsere Gesundheit, unser Wohlbefinden und unser Energiesystem zu einer Belastung werden, die so lange wirkt, bis unsere Widerstandskräfte zusammenbrechen. Dass Erkältungen, Grippen, Erschöpfungssymptome und mit der Zeit sogar chronische Krankheiten die Folge sein können, dürfte einigermassen plausibel erscheinen.

Und darum ist es gut, wenn wir uns immer wieder den Tag hindurch Zeit nehmen, um in Ruhe durchatmen zu können. Und am besten tun wir das draussen an der frischen Luft.

Wenn wir nicht kurz nach draussen gehen können, so sollten wir zumindest die Räume gründlich lüften. Wie man das anstellt, damit es etwas nützt, und was man sonst noch alles tun kann, um wieder zu Luft zu kommen, sollen die nächsten Kapitel aufzeigen und erklären.

Wir starten damit, dass wir das Element Luft aber zuerst noch kurz umkreisen, damit wir auch seelisch darauf eingestimmt sind, die Bedeutung von Luft auf unser Leben erfassen zu können. Dieser Aspekt ist nicht zu unterschätzen. Denn wir selbst sind ebenfalls mehr als ein physischer Körper, der einfach so vor sich hin funktioniert. Wir sind Menschen, und wir brauchen Sicherheit, Liebe und Freiheit, damit wir uns wohlfühlen können.

Luft erfüllt den Himmel und steht symbolisch für Freiheit. Darum das nächste Kapitel.

2   Flieg, Vöglein, flieg!

Wer frei ist *wie ein Vogel am Himmel*, der darf glücklich sein. Und wer wie ein Adler in luftigen Höhen seine Kreise zieht, der hat die Einschränkungen des irdischen Lebens weitgehend hinter sich gelassen.

Das Fliegen hat den Menschen schon immer fasziniert. Und das Element, das das Fliegen ermöglicht, ist die Luft.

Wir können uns mit Leichtigkeit durch die Luft hindurchbewegen. Und darum beflügelt und inspiriert uns dieses Element.

Wer häufig draussen ist, der ist viel an der frischen Luft. Solche Leute haben meist eine gute Konstitution und sind recht widerstandsfähig. Das kommt nicht von ungefähr. Denn Luft hat eine weitreichende Wirkung. Sie wirkt nicht nur auf gesundheitlicher Ebene. Sie wirkt auch auf unsere Emotionen und Gedanken.

Wer draussen ist, der kann Sorgen ablegen. Und wer über sich den freien Himmel sieht, der kommt auf positive Gedanken und findet Inspiration in der uneingeschränkten Freiheit des blauen Firmaments.

Und so kommt es, dass wir uns nach einem schönen Tag draussen *leicht fühlen wie ein*

Vogel. In welchem Gegensatz steht dazu ein Arbeitstag in ungelüfteten Räumen mit künstlichem Licht?

Wir wollen hier nicht länger werden. Es geht einfach darum, darauf hinzuweisen, das frische Luft für unser Wesen an sich ebenfalls von weitreichender Bedeutung ist. Denn jeder von uns weiss, dass er nicht glücklich sein kann, wenn er unfrei ist. Und wer im Gefängnis *gesiebte Luft einatmen* muss, der findet selbst bei geöffnetem Fenster und genügend frischer Luft nicht zu seinem Glück…

3 Unsere Atmung

Wer ein Büchlein über die Wirkung von frischer Luft auf unser Wohlbefinden schreibt, der kommt nicht darum herum, den wichtigsten körperlichen Prozess und wohl auch unsere häufigste Tätigkeit genauer zu behandeln.

Wie zu erwarten, geht es um den Atmungsprozess.

Das **Hauptorgan** für unsere Atmung ist unsere **Lunge**. Sie liegt in unserem Brustkasten und besteht aus einem rechten und einem linken Flügel. Der linke Flügel besteht aus zwei Lappen, der rechte Flügel aus drei. Unterhalb der Luge trennt das Zwerchfell den Atmungsbereich vom Bauch und den sich darin befindenden Eingeweiden ab.

Wenn wir atmen, dann ziehen wir über Muskelaktivität im Brustkasten «frische» Luft über unsere Nasenhöhlen oder die Mundhöhle ein. Diese gelangt durch den Rachen und die Luftröhre hinab zur Lunge, wo sie in den Bronchien ihren Sauerstoff abliefert, und das verbrauchte Kohlenstoffdioxid aufnimmt.

Bei der Atmung können wir also einen äusseren und einen inneren Atmungsprozess unterscheiden. Der äussere Atmungsprozess besteht aus dem Ein- und Ausatmen der

Atemluft. Tun wir dies über die Nase, dann wird die Luft über die Härchen und die Nasenschleimhaut besser gefiltert und gereinigt, als wenn wir durch den Mund einatmen. Und wenn wir frische Luft einatmen, dann enthält diese mehr Feuchtigkeit, was die betroffenen Organe, also Nase, Rachen, Luftröhre und Lunge entlastet. Denn trockene Luft macht die Atmung anstrengender, weil sie Feuchtigkeit aufnimmt und so austrocknend wirkt.

Wir erkennen also schon mal, dass es gut für uns ist, wenn wir frische Luft einatmen wegen ihrem Feuchtigkeits- und höheren Sauerstoffgehalt. Und ebenfalls ist es besser, wenn wir durch die Nase einatmen, denn so gelangen weniger Staubteile und Mikroverunreinigungen aus der Luft in unsere Lunge. Entsprechend belasten sie diese auch nicht, und müssen auch nicht über Schleim und Husten herausgearbeitet werden.

So gesehen dürfte es auch einleuchten, das Rauchen unsere Lunge über all die Rauchpartikel stark belastet. Und gleichzeitig geht der Rauch auf Kosten von Sauerstoff. Somit führen wir über das Rauchen dem Körper eine Vielzahl negativer Stoffe zu und minimieren gleichzeitig die Aufnahme von

Sauerstoff und Lebensenergie. Das ist ungeschickt.

Bevor wir auf die innere Atmung eingehen, wollen wir hier noch eine äusserst wichtige Anmerkung anbringen:

Wer gesund leben will, der schafft dies fast nur, wenn er sich gewohnt ist, **ruhig und tief zu atmen**. Denn wer ruhig und tief atmet, der ermöglicht es dem Körper, in der gleichen Zeit mehr Sauerstoff und Lebensenergie aufzunehmen, als wenn er hastig und unregelmässig atmet. Dies darum, weil eine ruhige Atmung, also eine tiefe Atemfrequenz, der Luge genügend Zeit gibt, die Frischluft bis in die kleinsten Bronchien in allen fünf Lungenlappen zu verteilen und dort über die Lungenbläschen den Austausch von Sauerstoff und Kohlenstoffdioxid zu vollziehen. Dies begünstigt nicht nur die innere Atmung, sondern steigert auch die Effizienz des Atmungsprozesses enorm. Wer ruhig und tief atmet, der hat mehr Sauerstoff und mehr Energie für seinen ganzen Körper zur Verfügung – auch für das Gehirn.

Und so kann über bewusst, korrekt und ruhig geführte Atmung das Leistungsvermögen insgesamt gesteigert werden.

Ein Mensch, der gut atmet und frische Luft dazu hat, der ist effizienter, lebt gesünder und ist folglich vitaler und weniger anfällig.

Kommen wir jetzt noch zur inneren Atmung:

Wenn die Luft zu den Lungenbläschen gelangt, dann wird ihr dort über einen biochemischen Prozess der Sauerstoff entzogen und dem Blut übergeben. Gleichzeitig wird dcm Blut das Kohlenstoffdioxid entzogen und wieder an die Atemluft abgegeben. So findet ein Austausch statt, der positive Stoffe und Energien in unseren Körper einbringt und verbrauchte Stoffe und Energien abführt. Je besser unsere Atmung, je besser die Zufuhr und die Abfuhr über die Atemluft. Und folglich weniger Belastung für unseren Körper.

Wenn das Blut den Sauerstoff in der Lunge aufgenommen hat, dann führt es diesen über den Blutkreislauf zu den einzelnen Zellen, wo dieser aufgenommen wird und die Zellfunktionen und somit auch die Muskeln und Organe zusammen mit anderen Stoffen im Blut am Laufen hält. Alles, was arbeitet, nimmt Stoffe und Energien in verschiedenen Formen auf, und gibt auch wieder verbrauchte Energien und Stoffe ab. Je ruhiger wir leben, je ausgeglichener können diese Prozesse ablaufen. Stress, Angst und Unruhe wirken also auch auf physischer Eben stark negativ. Denn sie führen dazu, dass wir unregelmässig und oberflächlich atmen, was in unserem Körper einen langen Rattenschwanz nach sich zieht.

Und wenn wir uns jetzt noch vorstellen, dass unser Körper nur Atemluft von schlechter Qualität zugeführt bekommt, dann müssen wir uns nicht wundern, wenn wir müde, schlapp, apathisch und erschöpft sind. Dass Viren, Bakterien, Pilze und Krankheiten einen derart angeschlagenen Körper viel leichter befallen können, dürfte kaum verwundern.

Und darum können wir noch so viele Vitamin- und Aufbaupräparate kaufen und schlucken: Solange wir nicht richtig atmen und unserem Körper die Aufnahme von frischer Luft verwehren, ist alles andere zweitrangig.

Und weil über unsere Atmung unserem Körper nicht nur Sauerstoff, sondern eben auch Energie zugeführt und wieder abgeführt wird, wollen wir uns auch noch diesem Phänomen widmen. Wobei hier bereits vorweggenommen werden muss, dass dieser Prozess weitaus weniger klar beschrieben werden kann als der biologische Prozess der Atmung. Dies liegt daran, dass man Energie nicht sieht und ihre Wirkungen daher nur begrenzt erfassen und nachvollziehen kann.

4 Energetischer Stoffwechsel

Selbst wenn wir Energie und ihre Wirkung in unserem Körper nicht sehen können, wäre es unklug zu behaupten, dass es sie nicht gibt. Denn wir fühlen ja eigentlich ganz gut, wann wir über viel Energie verfügen, und wann wir angeschlagen sind. Nur können wir uns unter der Aussage «ich platze vor Energie» konkret nichts vorstellen. Wir nehmen diese Aussage eher als Metapher im übertragenen Wortsinn auf.

Wer regelmässig energetisch arbeitet, was übrigens für die Gesundheit und die Persönlichkeitsentwicklung sehr zu empfehlen ist, der weiss über die weitreichende Wirkung der verschiedenen Energien in unserem Körper Bescheid und kann diese ganz gezielt beeinflussen. Das hilft, viele kleinere und grösser Beschwerden zu behandeln und meist mit Erfolg zu heilen. Hier wollen wir aber nicht im Detail auf diese sinnvolle Tätigkeit eingehen. Wer sich dafür interessiert, der findet im Büchlein *«Heilen – Ein Crash-Kurs in energetischem Heilen»* eine Kurzanleitung mit vielen verständlich gehaltenen Erklärungen. Und in den Bänden *«Heilen 2 bis 6»* ist so viel Zusatzwissen und Anleitung enthalten, dass es reicht, um die Kunst des energetischen Heilens autodidaktisch weit zu entwickeln.

Aber da wir hier «nur» das Thema *Luft* behandeln, beschränken wir uns auf die energetischen Prozesse, die wir über Atmung und frische Luft positiv beeinflussen können.

Wir haben bereits erfahren, dass frische Luft nicht nur mehr Sauerstoff enthält, sondern auch mehr Lebensenergie. Und über unsere Atmung nehmen wir nebst Sauerstoff AUCH Lebensenergie auf, aber wir tun dies NICHT NUR über unsere Atmung.

Wichtig zu wissen ist, dass dort, wo wir frische Luft finden, auch mehr positive Energie zur Verfügung steht. Ob wir diese über unsere Atmung, über unsere Aura oder eines unserer Chakras aufnehmen, spielt an und für sich eine untergeordnete Rolle. Viel wichtiger ist, DASS wir positive Energie zur Verfügung haben und diese aufnehmen können.

Wir könnten diese positiven Energien bewusst suchen und ihre Aufnahme in unseren Energiekörpern begünstigen. Aber dazu fehlt uns meist das Wissen und oft die Zeit. Darum ist es schon mal gut, wenn wir dafür sorgen, dass wir ruhig und gut atmen und dazu FRISCHE Luft zur Verfügung haben. Denn dann kann ein Prozess einsetzen, der positiv auf unser Leistungsvermögen und unser Wohlbefinden wirkt. Es ist dies der Austausch von positiven und negativen Energien in unseren Energiekörpern. Dieser wirkt sehr ähnlich wie der Austausch von Sauerstoff und Kohlenstoffdioxid in unserem physischen Körper. Nur dass unser Energiesystem mit unserer Aura und der Vielzahl von Energiezentren, genannt Chakras, viel komplexer aufgebaut ist.

Wenn wir gezielt atmen, dann nehmen wir über die Atemluft insbesondere Lichtprana auf. Dieses Lichtprana ist, man würde es kaum glauben, in der Luft in Form von kleinen, hellweisslich leuchtenden Kügelchen sichtbar. Wenn Sie dieses Geheimnis selbst überprüfen wollen, dann können Sie dies tun, denn nach einer Angewöhnungsphase sehen viele Menschen diese Kügelchen umherschwirren.

Am einfachsten sieht man Lichtpranakügelchen, wenn der Himmel grau ist und die Sonne nicht blendet. Auch bei stahlblauem Himmel sind gute Resultate zu erzielen, jedoch sind aufgrund der Sonneneinstrahlung die Kügelchen viel stärker geladen und darum schwerer mit dem physischen Auge zu erfassen, weil sie sich schneller bewegen.

Bei grauem Himmel aber bewegen sich die Kügelchen langsam in ungeraden

Bewegungslinien auf uns zu und verschwinden, sobald sie auf unsere Aura treffen. Je stärker der Sonnenschein, je mehr dieser Kügelchen können wir sehen. Darum können wir auch einen Sonnenstich erleiden, wenn wir uns der intensiven Energie der Sonne zu sehr aussetzen. Die Lichtpranakügelchen sind dabei nicht der einzige auslösende Faktor, aber sie tragen mit dazu bei.

Bei normalen Verhältnissen aber wirkt Lichtprana stimulierend und positiv auf uns. Und wenn wir uns an die frische Luft begeben, finden wir eben bedeutend mehr Lichtpranakügelchen vor, als wenn wir uns in einem ungelüfteten Raum befinden, wo womöglich nebst uns auch andere das Lichtprana aufnehmen und verbrauchen.

Alle Arten von Prana, also auch das, welches wir über unsere Atmung aufnehmen, werden in unseren Energiezentren aufgespalten und über die Meridiane weiter in unseren Energiekörpern verteilt, wo sie an verschiedenen Orten auf verschiedenen Ebenen helfen, wichtige Funktionen am Laufen zu halten. Sie unterstützen dabei nicht nur den physischen Körper mit ätherischer Energie, sondern helfen im Astralkörper mit, dass unsere Emotionen und Empfindungen unbeeinträchtigt funktionieren. Und im Mentalkörper brauchen die dort aktiven Energiezentren die Energie, damit wir leichter denken können.

Der Autor weiss, dass viele Leute hier zu zweifeln beginnen. Sie glauben nicht an dieses System, das im fernen Osten seit hunderten von Jahren gut bekannt und erforscht ist. Und hier soll auch niemand überzeugt oder überredet werden, dies zu tun.

Tatsache ist, dass frische Luft positiv wirkt. Und wenn die Schulmedizin ihre Erklärungen dafür hat, wie Muskelkater entsteht, und wie die damit einhergehenden Schmerzen zustande kommen, dann könnte über das Wirken von Energien mindestens so plausibel erklärt werden, wenn man das möchte. Denn im Sport anerkannte Mittel, um Muskelkater vorzubeugen sind zum Beispiel ein gemächliches Ein- und Auslaufen sowie das Dehnen. Sowohl beim Auslaufen wie auch beim Dehnen werden die Muskeln nochmals schonend, beziehungsweise statisch bewegt oder aktiviert. Dies führt einen kontrollierten Energieaustausch herbei: Positive Energie wird gezielt und ruhig zugeführt, und gleichzeitig, und das ist viel wichtiger, bekommt der Körper genügend Zeit, um negative, also verbrauchte Energien auszuscheiden und abzuführen. Wer nicht ausläuft und dehnt, der unterbricht nach einer intensiven Anstrengungsphase den

Abtransport verbrauchter Energien. Dass diese Energien dann negativ weiterwirken, weil sie immer noch im Energiekörper und in den Energiezentren vorhanden sind, dürfte einigermassen einleuchten.

Über Ruhephasen kann unser Körper über die Selbstheilungsprozesse von selbst viel verbrauchte Energie verarbeiten und loswerden. Die Atmung spielt dabei eine wichtige Rolle. Denn wer Ruhe hat, der atmen ruhig und tief. Das hilft. Wer jetzt noch energetisch arbeiten würde, der könnte in kürzerer Zeit noch viel mehr Wirkung erreichen. So ist es möglich, die Heilung von Muskelkater in viel kürzerer Zeit herbeizuführen, als wenn man ihn von selbst abklingen lässt. Wer dies selbst mal erlebt hat, dem fällt es leichter zu glauben, was in diesem Kapitel hier beschrieben wird.

Es dürfte verständlich anmuten, dass in diesem Kapitel aber nicht der ganze energetische Stoffwechsel erklärt werden kann. Aber das ist auch nicht nötig. Wichtig ist, dass zumindest ein Grundverständnis dafür geschaffen werden konnte, dass unser Körper ständig arbeitet, und dass dabei nicht nur Abluft, sondern eben auch verbrauchte Energie entsteht. Und so wie unser Körper besser funktioniert, wenn er verdautes Essen wieder ausscheiden kann, geht es uns eben auch besser, wenn wir negative Energien loswerden dürfen.

Wenn wir aufgebracht sind, dann hilft es oft, wenn wir uns kurz zurückziehen. Und wenn wir über eine Angelegenheit geschlafen haben, dann sieht die Welt wieder anders aus. Dem dürfte so sein, weil wir negative Energien losgeworden sind. Und wenn wir am Morgen unser Schlafzimmer lüften, dann verlässt nicht nur unsere verbrauchte Atemluft den Raum durchs Fenster hinaus, sondern auch das, was wir im Schlaf sonst noch ablegen durften.

Und so kommen wir zum nächsten Thema, nämlich zur Abluft, die entsteht, wenn wir atmen und leben.

5 Sondermüll Abluft

Wir Menschen leben auf den Landflächen der Erde. Und somit sind wir ständig von Luft umgeben. Würden wir im Wasser leben, so wäre unser Element das Wasser.

Was uns umgibt, gibt uns das, was wir brauchen, und nimmt das auf, was wir abgeben.

Im Falle unserer Atmung erscheint uns das logisch. Denn sowohl der Sauerstoff- wie auch der Stickstoff- und Kohlenstoffdioxidgehalt in der Luft lassen sich physikalisch messen.

Und jeder von uns weiss, dass man in einem geschlossenen Raum ersticken kann, wenn man durch seine eigene Atmung den ganzen Sauerstoff aufbraucht und dann nur noch Stickstoff und Kohlenstoffdioxid zur Verfügung hat.

Stickstoff verdrängt den Sauerstoff. Und Kohlenstoffdioxid ist schwerer als Sauerstoff. Es senkt sich darum am Boden ab und füllt so von unten her den Raum an. Genau gleich ist es mit den negativen, verbrauchten Energien. Auch sie setzen sich am Boden ab und füllen den Raum von unten her an. Und wenn wir jetzt einen Raum nicht durchlüften, dann füllen diese negativ auf uns wirkenden Stoffe und Energien den Raum so sehr, dass wir Mangel leiden und diesen in Form von Unwohlsein wahrnehmen. Unser Körper weist und auf diese Weise darauf hin, dass wir etwas unternehmen sollten!

Konzentrationsabfall, Kopfschmerzen, Müdigkeit, «Wattenhirn», fahles Gefühl in der Magengrube und weitere unangenehme Erscheinungen und Empfindungen rühren meistens daher, dass wir uns zu lange in Räumen mit schlechter Luft oder verbrauchten Energien aufgehalten haben.

Erwachsene Menschen halten diesbezüglich viel mehr aus als Kinder. Besonders die Kleinen fangen sehr schnell an zu quengeln, wenn sie schlechter Luft und verbrauchten Energien ausgesetzt sind. Denn sie sind kleiner. Und da sich Kohlenstoffdioxid und schlechte Energie am Boden absetzt, sind Kinder viel schneller betroffen als Erwachsene.

Wenn darum die Regel gilt, dass man mit quengelnden Kindern nach draussen gehen soll, dann kommt dies nicht von ungefähr.

Wir Erwachsenen können aber nicht immer, wenn es uns gefällt, nach draussen gehen; denn wir müssen arbeiten.

Und darum ist es wichtig, dass wir stündlich unseren Arbeitsraum gut durchlüften. Tun wir es nicht, dann ergeht es uns wie den Kindern:

Denn irgendwann steigt die kritische Grenze des Stickstoffgehaltes und der des CO_2 auch über unseren Kopf. Und dann geht es mit unserem Leistungsvermögen schnell bergab. Bei den negativen Energien geht es noch schneller, denn dort ist die Höhe massgebend, auf der unser Milz-Chakra liegt. Und wenn wir sitzen, dann geht alles noch viel schneller, weil wir so näher am Boden sind und früher Kohlenstoffdioxid im Übermass einatmen, als wenn wir stehen.

In Räumen, die nicht oder nicht korrekt durchgelüftet werden, wird also nicht nur weniger effizient gearbeitet. Nein, auch das Wohlbefinden leidet. Und je mehr Menschen sich in einem Raum befinden, je schneller füllt sich der Raum mit dem Sondermüll «Abluft» an. Darum wundert es nicht, dass wir nach Meetings und Konferenzen fix und fertig sind und *die Luft draussen ist*. Und wenn die Schulkinder nach einer Lektion zappelig werden, dann ist eine Pause angesagt – während der HOFFENTLICH der Raum gut DURCHGELÜFTET wird.

Nachdem wir jetzt zu Beginn dieses Büchleins das Wichtigste in Bezug auf die Luft und ihre Wirkung auf uns bereits behandelt haben, wollen wir etwas mehr in die Details gehen. Wir fangen damit an, dass wir die

Zusammensetzung von Luft genauer unter die Lupe nehmen.

6 Zusammensetzung der Luft

Natürliche Luft aus der Atmosphäre enthält in erdnahen Schichten in etwa 78% Stickstoff, 20,94% Sauerstoff, 0,93% Argon und nur etwa 0,04% Kohlenstoffdioxid. Den Rest machen andere Edelgase aus, deren Anteil meist unter einem Prozent liegt.

In einem Raum drin verändern sich die verschiedenen Anteile der Luft aber sehr schnell. Denn Lebewesen, Maschinen und Geräte erzeugen Abluft. Und so steigt der Anteil von Stickstoff und Kohlenstoffdioxid auf Kosten des Sauerstoffgehaltes rasch an. Das ist logisch, denn wenn wir atmen, verbrauchen wir Sauerstoff und erzeugen Stickstoff und Kohlenstoffdioxid.

Es gibt CO2-Messgeräte, die anzeigen, wann der CO2-Gehalt in der Luft auf ein kritisches Niveau ansteigt. Der Autor hat über längere Zeit in Schulklassen Beobachtungen mit Hilfe solcher Geräte angestellt. Dabei konnte festgestellt werden, dass die Raumluft bei stündlichem Lüften von fünf Minuten Dauer ab etwa zweieinhalb Stunden nicht mehr genügend Sauerstoff enthält, um das Wohlbefinden der sich im Raum befindenden Menschen zu gewährleisten. Die **Dauer** des Aufenthaltes von

Menschen in einem Raum spielt also eine bedeutende Rolle.

Nebst der Dauer spielt auch die **Anzahl** der sich im Raum befindenden Personen eine sehr grosse Rolle. Denn der Verbrauch an Sauerstoff und somit der Anstieg von CO_2 scheint exponentiell zuzunehmen, je mehr Menschen sich im Raum befinden. Dies dürfte mit der Atemfrequenz der Personen zusammenhängen, welche ansteigt, sobald der Körper an Sauerstoffmangel zu leiden beginnt.

Wenn ein Raum gut gelüftet wurde, so dass das Messgerät Stufe grün anzeigt, dann dauerte es in einem durchschnittlich grossen Klassenzimmer bei 25 anwesenden Personen etwa zwanzig Minuten, bis die Anzeige auf orange wechselte. Und nach etwa zehn weiteren Minuten zeigte die Anzeige rot, also einen kritischen Gehalt an CO_2 in der Luft an.

Wenn also «nur» alle 45 Minuten gelüftet wird, dann reicht das über den Tag gesehen bei Weitem nicht aus, um den Raum mit genügend Sauerstoff zu versorgen. Und tragischerweise wird besonders im Winter, wenn es draussen kalt ist, ein Schulraum viel zu wenig gelüftet. Denn die Kinder schliessen die Fenster immer sofort wieder, weil sie frieren. Und die Lehrkräfte verlassen in der Pause das

Klassenzimmer, und können so die gute Lüftung des Raumes nicht sicherstellen.

Dazu kommt, dass sehr oft nur ein Fenster geöffnet, oder womöglich nur schräggestellt wird. Dies nützt nichts und man lässt es besser ganz sein. Denn so entweicht aus dem Raum nur die kostbare Wärme, zu einem Austausch der Raumluft kommt es allerdings nicht. Und darum wird im Kapitel 11 noch genau erklärt, wie man einen Raum effizient, energiesparend und somit korrekt lüftet.

Dieses Kapitel hier schliessen wir mit der Erkenntnis ab, dass die Zusammensetzung der Luft sich in geschlossenen Räumen sehr schnell verändert, was einen grossen Einfluss auf unsere Gesundheit und unser Leistungsvermögen hat. Und weil wir Sauerstoff einatmen und ihn so verbrauchen, und bei der Ausatmung Stoffe abgeben, die den Sauerstoff verdrängen, wird die Raumluft in exponentiellem Masse schlechter. Und wenn mehr Menschen im Raum atmen, dann nimmt die Luftqualität nochmals zusätzlich in exponentiellem Masse ab. Und je tiefer der Sauerstoffgehalt in der Luft, je höher die Atemfrequenz der Menschen, was wiederum exponentiell auf die Verschlechterung der Luftqualität wirkt.

So gesehen wirkt der Aufenthalt in einem ungelüfteten Raum mit mehreren Menschen drin in höchstem Mass schädlich auf unser Wohlbefinden, wenn wir nicht lüften.

Wer das weiss, der erkennt, dass es die sich verändernde Zusammensetzung der Stoffe ist, aus der die Luft besteht, welche negativ wirkt. Und darum kommt der FRISCHEN Luft für uns Menschen eine so hohe Bedeutung zu.

Im nächsten Kapitel geht es wiederum um das, was in der Luft ist. Aber es geht nicht nur um die materiellen Anteile, sondern auch um das, was sonst noch in der Luft ist. Denn Luft ist nicht nur das, was uns umgibt. Sie ist ebenfalls ein Medium. Ein Medium dient einer Energieform dazu, sich über das Medium zu bewegen oder zu verbreiten. Und da wird es für uns spannend. Denn wenn man Luft nicht sehen kann, wie soll man dann das sehen, was sich über sie verbreitet? Kann es sein, dass sich in der Luft um uns herum Prozesse abspielen, von denen wir gar nichts wissen?

7 Luft als Medium

Der Wind, der Wind – das himmlische Kind!

Was geschieht, wenn es windet?

Richtig: Bewegungsenergie setzt die Moleküle der Luft in Bewegung. So setzt sich diese Bewegung von A nach B fort; indem sie ein Molekül in Bewegung versetzt, und dieses die Energie in Form von Bewegung weiterträgt und somit weiterleitet.

Wind als Erscheinungsform kennen wir. Und wenn es windet, dann erschrecken wir nicht, weil wir ein Phänomen als etwas Bekanntes erkennen. Aber das heisst noch lange nicht, dass wir Ursache und Wirkung des Windes kennen.

Und so zeigt uns Luft auf, dass wir viele Dinge in unserem Leben einfach so übernehmen, ohne eigentlich genau zu wissen, was hintendran steht, und wie es funktioniert.

Für unser Beispiel des Windes würde sich uns also die Frage stellen, wie denn Bewegungsenergie entstehen kann, die dann die Moleküle in der Luft in Bewegung versetzt und so etwas erzeugt, was wir als Wind bezeichnen.

Da gibt es verschiedene Ursachenmöglichkeiten. Es könnte zum Beispiel eine Explosion sein. Aber nur die wenigsten Winde werden durch Explosionen ausgelöst. Und die Bewegung in der Luft, die aufgrund einer Explosion entsteht, ist nicht ein Wind, sondern eine Druckwelle.

Also müssen wir weiterforschen. Und wer im Geografieunterricht einigermassen aufgepasst hat, der kommt rasch auf die Idee, dass Winde mit Zirkulation, also mit Sonneneinstrahlung und Thermik zu tun haben könnten:

Wenn die Sonne auf die Erdoberfläche scheint, dann sendet sie Strahlungsenergie aus, die auf Materie trifft. Beim Auftreffen verwandelt sich die Strahlungsenergie um in Wärmeenergie. Wir nennen diesen Vorgang Absorption.

Die Wärme, die so entsteht, nutzt ihrerseits wieder die Luft als Medium. Sie setzt die Elektronen der verschiedenen Moleküle, aus der die Luft besteht, stärker in Bewegung. Auf diese Weise nimmt jedes Molekül in der Luft Energie in Form von Wärme auf, was dazu führt, dass die Moleküle leichter werden und aufsteigen. Wir nennen dieses Aufsteigen Thermik.

Weil Luft aufsteigt, entsteht dort, wo sie vorher war, ein Unterdruck. Somit fliesst von der Seite her kühlere Luft nach, und diese Bewegung bezeichnen wir als Wind.

Und so hätten wir eine der häufigsten Entstehungsarten von Wind plausibel und verständlich erklärt.

Aber Bewegung und Wärme sind bei weitem nicht die einzigen Energien, die sich der Luft als Medium bedienen. Denn zum Beispiel auch das Licht nutzt die Luft als Medium. Licht ist eigentlich nur Energie in Form von Strahlung. Und wenn Strahlung auf Materie trifft, dann bringt sie diese zum Leuchten.

Hätten Sie so etwas gedacht?

Wir müssen erkennen, dass sich um uns herum weit mehr befindet als nur Luft. Wir meinen zwar, da sei nur Luft, aber da ist noch viel mehr. Und die Luft dient häufig nur als Medium. Manchmal nicht mal das! Diverse Energien scheinen nicht einmal die Luft als Medium zu benötigen, um sich zu bewegen oder zu wirken. Und so wird für uns ansatzweise ersichtlich, warum es «übernatürliche» Erscheinungen und «unerklärbare» Phänomene gibt.

Gefühle und Gedanken sind solche Erscheinungen. Wir nehmen an, sie seien einfach da. Aber eigentlich sind es ganz spezifische Energieformen, die der Mensch erzeugt und aussendet, oder die er empfängt, nachdem jemand sie erzeugt und ausgesendet hat.

Einen Teil dieser verschiedenen Energiearten, die uns umgeben, können wir durch das Lüften eines Raumes beeinflussen. Es handelt sich um die Energiearten, die noch materielle Bestandteile enthalten. So etwa die Wärme, bestimmte Gerüche oder ätherische Energien.

Darum sollten wir lüften. Aber eigentlich müssten wir einen Raum auch noch anders reinigen, um zum Beispiel die astralen und mentalen Energien abzuführen, sobald diese verbraucht sind und negativ wirken. Aber da reicht die Luft als Medium dann eben nicht mehr aus. Und daher nützt es, wenn wir über energetisches Arbeiten Bescheid wissen.

***

Es gibt noch weitere «Geheimnisse», die es über Luft, ihre Eigenheiten und ihre Wirkung zu entdecken gibt. Aber eigentlich sind dies keine Geheimnisse, sondern nur Tatsachen, die wir zu entdecken vermögen, wenn wir Zusammenhänge beobachten und analysieren. Denn das ermöglicht uns Schlüsse zu ziehen. So entsteht Wissen und Erkenntnis. Das ist das Prinzip von Ursache und Wirkung. Und mit der Wirkung der Dinge befasst sich ja diese Buchserie hier.

Gehen wir als über zur Fragestellung, was Luft sonst noch alles sein könnte...

8 Luft ist mehr!

Wenn sich Luft erwärmt, dann fühlen wir Menschen uns wohler. Am angenehmsten fühlen wir uns, wenn die Temperatur auf unserer Haut 32° Celsius beträgt. Wir erreichen diese Idealtemperatur einerseits durch die Art, wie wir uns kleiden. Andrerseits können wir Räume heizen, wenn es kalt ist, oder kühlere Orte aufsuchen, wenn es heiss ist. Wir können uns auch im Wasser abkühlen.

Nebst der Atmung ist die Luft also auch in Bezug auf unsere Körperwärme relevant.

Dies mag jetzt nicht besonders erstaunen und verblüffen. Aber da gibt es noch mehr…

Wir riechen über unsere Nase. Und wir können nur in der Luft riechen. Im Wasser funktioniert unser Riechsinn nicht. Somit benutzen wir das Medium der Luft, um Düfte zu erfassen. Dies hilft uns, um uns an guten Düften zu erfreuen, um Gestank zu meiden und gesundheitsschädlichen Einflüssen zu entgehen. Denn wenn es nach Gas riecht, dann sollten wir den Ort verlassen und vor der Gefahr warnen, bevor jemand einen Lichtschalter betätigt.

Wenn wir hier mit Sinnesorganen weiterfahren, dann merken wir, dass auch unser Hören von der Luft abhängig ist. Denn der Schall bedient sich des Mediums der Luft. Natürlich können auch andere Elemente und Materialien den Schall weitertragen. Aber zum Beispiel bei Musik können wir nur über die Luft angenehme Klänge und Harmonieren empfinden. Andere Medien verzerren den Klang, so dass Musik zu Lärm und dadurch zu einer Belastung wird.

Wer schon mal den Test gemacht hat, dass es sich anders anfühlt unter Wasser berührt zu werden als an der Luft, der hat gemerkt, dass Berührungen an der Luft intensiver sind und somit unser Tastsinn ebenfalls irgendwie von der Luft abhängt. Hingegen unser Geschmackssinn basiert eher auf einem flüssigen Medium, unserem Speichel. Und um den Bogen abzuschliessen, so kommen wir noch zum Sehen, und da spielt die Luft wiederum eine grosse Rolle. Denn wir können nur klar sehen, wenn auch die Luft klar ist. Bei Nebel, Staub oder anderen Verunreinigungen in der Luft, wird unsere Sichtweite und unsere Sichtschärfe eingeschränkt.

Und so gesehen ist Luft für uns viel mehr als nur ein Stoff, den wir zur Atmung benötigen. Wir sollten diesem Umstand Rechnung tragen. Denn es ist ein grosser Unterschied, ob wir in unberührter Bergwelt frische, klare Luft um uns herumhaben, oder ob wir in einer Grossstadt verschmutzter Luft ausgesetzt sind, die Gestank enthält, uns Giftstoffe einatmen lässt, von Lärm erfüllt ist und unsere Sicht über Smog am Himmel einschränkt.

Wenn wir Menschen unsere Umwelt verschmutzen, dann nehmen wir selbst dadurch Schaden. Und ein Grossteil dieses Schadens erleiden wir, indem das Element Luft die negativ auf uns wirkenden Dinge als Medium an uns heranträgt.

Es wäre aber töricht von uns zu glauben, dass Luft nur negative Elemente an uns heranträgt. Wo Schatten ist, ist auch Licht!

Und so kommt es nicht von ungefähr, dass wir uns – sofern wir uns dessen überhaupt bewusst sind – gut fühlen an einem schönen, sonnigen Morgen, draussen in der Natur. Und nach einem reinigenden Regenguss fühlen wir uns besonders gut, weil der Regen die Luft von negativen Stoffen befreit hat.

Dass in solchen Momenten noch weit mehr Positives auf uns wirkt, und dass die Luft dabei eine Rolle spielen dürfte, ist anzunehmen. Aber weil unsere fünf Sinne nicht ausreichen, um diese positiven Einflüsse wahrnehmen zu können, denken wir, dass da nichts mehr sei. Wer aber einen sechsten Sinn entwickelt, um im «übernatürlichen» Bereich empfinden und wahrnehmen zu dürfen, der weiss, dass da noch viel mehr wäre.

Es ist nämlich so, dass negative Dinge in der Luft nicht nur auf uns Menschen negativ wirken. Auch Elementarwesen und Naturwesen mögen Verunreinigungen nicht.

Wenn wir also von allem zu profitieren wünschen, was sich sonst noch zwischen Himmel und Erde befindet, was wir aber nur über erweiterte Wahrnehmung erkennen können, dann gelingt uns das nur dort, wo die Luft sauber und die Natur ungestört ist.

Und wohl auch deshalb wäre es wichtig, dass wir für den Erhalt intakter Ökosysteme sorgen und die Artenvielfalt als bedeutungsvoll einschätzen. Denn dort, wo Arten aussterben, verschwinden auch noch ganz viele andere Dinge, von denen wir (noch) nicht einmal wissen. Und dort, wo für uns Menschen wichtige Dinge verschwinden, verschwindet auch ein Teil dessen, was unser Leben lebenswert macht.

Unsere Luft ist also mehr! Wenn wir zu ihr Sorge tragen, dann helfen wir dabei mit, dass die Dinge nicht verschwinden, die wir zwar nicht sehen können, die aber positiv auf uns wirken und uns helfen.

Ja, noch ist das eine Glaubensfrage. Aber der Mensch und die Menschheit entwickeln sich. Und irgendwann mal wird man in Empörung zurückblicken und sich fragen, wie ignorant und grobfühlend die Menschen gewesen sein mussten, dass sie sich auf dieser schönen Erde wie ein Elefant im Porzellanladen benommen haben...

***

Wir verlassen jetzt diesen «nicht sichtbaren» Themenbereich und kommen wieder mehr auf physikalische Bereiche zurück. Und als erstes wollen wir uns dabei der Temperatur annehmen. Denn nicht nur Wetter und Klima sind von ihr abhängig, sondern auch wir Menschen in unserem Wohlbefinden und unserer Zukunft...

9 Temperatur

Der Klimawandel ist in aller Munde. Und der Klimawandel hat auch stark mit dem Anstieg der weltweit gemessenen Temperaturen zu tun. Denn diese sind Ursache für viele physikalische Vorgänge, und so haben sie auch eine grosse Wirkung.

Wenn zum Beispiel in Sumpfgebieten mit Permafrost die Jahresdurchschnittstemperatur ansteigt, so tauen Böden, die vorher über Dauerfrost versiegelt waren auf, und das in den Böden gespeicherte Methangas kann entweichen. Dieses Gas verstärkt den künstlichen Treibhauseffekt und führt dazu, dass die Temperaturen weiter ansteigen, was wiederum dazu führt, dass noch mehr Permafrostböden auftauen. Und so kommt eine Wirkungskette in Gang, die wir als Supertreibhauseffekt bezeichnen müssen.

Solche Supertreibhauseffekte gibt es mehrere. Aber sie sind nur ein Bereich, auf welchen die Temperatur ihre Auswirkung hat. Aber es ist wohl eine ziemlich negative Auswirkung.

Wenn wir Menschen in unserer Gesundheit und unserem Wohlbefinden von frischer, guter Luft abhängig sind, dann sollten wir uns ihrer Wirkung und Bedeutung auf uns besser bewusst sein. Und wenn Verbrennungsmotoren,

Heizungen und Fabriken pro Tag Millionen von Tonnen negative Stoffe und Abgase in die Atmosphäre abgeben, dann ist das in etwa so, wie wenn man an dem Ast sägt, auf dem man sitzt.

Wenn wir uns also an günstigen Kleidungsstücken erfreuen, die wir beim Shoppen im Rahmen eines schönen Einkaufserlebnisses erwerben können, dann haben diese Produkte womöglich auf der anderen Seite der Erde mitgeholfen, die Umwelt zu belasten, indem Wasser verunreinigt oder verbraucht und Luft verschmutzt und somit alle, die leben, gefährdet wurden.

Was wir dagegen tun können?

Nun, zu sagen, dass wir nichts tun können, weil wir als einzelnes Lebewesen ohnehin nichts bewirken können, wäre nicht nur töricht, sondern auch billig.

Natürlich können wir etwas machen! Wir können uns an den Grundsatz halten, *dass weniger mehr ist*. An diesem Grundsatz kann die Welt genesen. Denn er lässt den Kapitalismus in seiner Wirkung schwächer werden, und so kann es sehr rasch gelingen, positive Effekte – zwar nicht für die Wirtschaft – aber für die Umwelt und die Menschheit herbeizuführen. Dies funktioniert ganz bestimmt, *denn Geld regiert die Welt*!

Aber wir sind nicht beim Umweltschutz und Klimaschutz, sondern bei den Temperaturen. Und da kann man eben auch im Kleinen beobachten und erkennen.

Eine Katze ruht sich gerne drinnen an der Wärme aus. Eine gesunde, freie Katze verbringt aber auch sehr viel Zeit draussen. Und dabei spielen ihr die Temperaturen viel weniger eine Rolle als uns Menschen. Und auch bei uns Menschen gibt es in Bezug auf Temperaturen grosse Unterschiede! Kinder zum Beispiel können im Winter stundenlang im Schnee herumtollen und frieren und erkälten sich dabei nicht. Erwachsene hingegen beschweren sich schon nur, wenn man in einem Raum das Fenster öffnet, um kurz durchzulüften.

Wer sich von natürlichen Temperaturen der Umgebungsluft abwendet, indem er nur noch drinnen in geheizten Räumen verweilt, der schneidet sich dadurch auch von der Realität ab. Und wer nach einer heissen Dusche auch noch einen Wärmestrahler braucht, damit er beim sich Anziehen nicht friert, der ist ein Weichei, das sich der realen Wirkung des Seins über künstlich herbeigeführte Annehmlichkeiten zu entziehen versucht. Denn Temperaturextreme erinnern uns immer wieder daran, dass wir noch leben. Und wenn wir so weit kommen, dass selbst die WC-Brille geheizt sein muss, dann müssen wir uns nicht wundern, wenn die kostbaren Energieressourcen dieser Erde nicht ausreichen, um den «Parasit Mensch» zufriedenzustellen.

Es gibt Dinge, die sind von Natur aus gegeben. Und so gibt es ausserhalb der tropischen Gebiete die Jahreszeiten und mit ihnen die unterschiedlichen Temperaturen. Wer intelligent auf diese Temperaturunterschiede reagiert, indem er sein Haus isoliert, indem er sich warm genug anzieht und sich an die herrschenden Temperaturen gewöhnt, in dem er auch dann nach draussen geht, wenn es nicht so angenehm ist, der stellt sich den Herausforderungen der Realität auf eine Weise, an der er wachsen kann. Andere Reaktionsformen führen zu Müssiggang, Überdruss und Trägheit.

Wer also die frische Luft auch dann aufsucht, wenn es draussen kalt ist, der tut nicht nur etwas für seine Gesundheit und sein Wohlbefinden, sondern auch etwas für sein Seelenheil. Denn Müssiggang, Überdruss und Trägheit infizieren unsere Emotionen und belegen sie mit einem Schatten, der uns die Welt nicht mehr im Glücke des Seins erstrahlend wahrnehmen lässt.

Manchmal müssen wir etwas auf die Zähne beissen und uns mithilfe unseres Willens und unseres Verstandes zu etwas überwinden. Gelingt uns das, dann können wir selbst «grosse» Herausforderungen, wie die von unangenehmen Temperaturen, überwinden.

Natürlich wirken Fakten, wie sie in diesem Kapitel hier aufgeführt werden, polarisierend. Denn Menschen mögen es nicht, wenn man mit Tatsachen argumentiert und sie damit «blossstellt». Und so greifen sie die Person an, die die Fakten in Zusammenhang gebracht hat und sie zu seiner Argumentation verwendet. So kann sehr schnell dicke Luft entstehen...

10 Dicke Luft!

Wenn man von «dicker Luft» spricht, ist die Luft dann wirklich dick?

Und wenn sie dick ist, kann man sie dann schneiden?

Und weshalb merken meist nur Leute, die von aussen her dazukommen, dass die Luft dick ist?

Der Ausdruck *dicke Luft* ist eine Metapher, die wir im übertragenen Wortsinn aufnehmen. Dabei wäre die wortwörtliche Bedeutung gar nicht mal so falsch. Aber das, was die Luft dick werden lässt, ist eben nichts Physisches, sondern etwas Emotionales. Und weil man Emotionen und ihre Wirkung auf die Umgebung nicht messen kann, nimmt man die Redewendung «dicke Luft» im übertragenen Sinne auf.

Wenn in einem Raum dicke Luft herrscht, dann meist deshalb, weil sich mindestens zwei Parteien nicht einig sind. Und anstatt die Unstimmigkeiten auf Basis von Vernunft und Verstand zu regeln, findet ein ausgesprochener oder unausgesprochener Schlagabtausch auf emotionaler Ebene statt.

Immer dann, wenn negative Emotionen entstehen, dann entsteht sehr viel negative Energie, die von den beteiligten Menschen ausgeschüttet wird und die den Raum belastet. Und selbst wenn der Raum schlecht oder gar nicht gelüftet ist, ist es nicht die Luftqualität, die uns das empfinden lässt, was wir als «dicke Luft» bezeichnen. Es sind die negativen astralen, eben emotionalen Energien, die den Raum anfüllen. Und in einer solchen negativen Raumatmosphäre ist jeder Versuch vergebens, wieder Ruhe und Ordnung herstellen zu wollen und über Logik und Verstand einen vernünftigen Konsens zu finden.

Das geht nicht, weil die negative Energie im Raum das emotionale Gleichgewicht der Anwesenden derart stark belastet, dass diese an energetischen Disharmonien leiden und nicht mehr klar denken können. Denn klares Denken stellt in Bezug auf physische und energetische Voraussetzungen seine Anforderungen. Und wenn der Geist über Wut, Ärger und andere negative Emotionen getrübt ist, und nirgendwo her positive Energie herzubekommen ist, um daran etwas zu ändern, dann wird die Situation immer nur schlimmer, aber sicher nicht besser.

Darum ist es in solchen Momenten wichtig, dass eine Pause gemacht wird. Oder in der Fachsprache «*die Sitzung vertagt wird*». Und dann wäre es gut, wenn die Besprechung das nächste Mal nicht im gleichen Raum abgehalten wird. Denn Teile der negativen Energien sind dann immer noch vorhanden. Der Erfolg ist viel grösser, wenn die Problemsituation in einem anderen, neutralen und gut gelüfteten Raum stattfindet. Denn wenn man dicke Luft wegkriegen will, dann reicht Lüften allein eben nicht. Da müsste man schon energetisch arbeiten...

Lüften aber hilft auf der physischen Ebene die Luftqualität zu verbessern. Und weil dem so ist, und weil uns Umwelt und Klimawandel nicht egal sind, schauen wir im nächsten Kapitel an, wie man effizient und energiesparend lüftet. Und dies tun wir, wie gewohnt, indem wir der Ursache und Wirkung auf den Grund zu gehen versuchen.

11 Lüften!

Einen Raum zu lüften ist keine Kunst. Man muss nur logisch denken. Das wollen wir in diesem Kapitel hier versuchen.

Beim Lüften eines Raumes kommt es auf zwei Faktoren an: Einerseits geht es um die Luftqualität und somit um den Sauerstoffgehalt. Andrerseits geht es um die Lufttemperatur.

Wenn es draussen um die 20° Celsius warm ist, dann haben wir mit dem Lüften kaum Probleme. Denn dann ist es draussen wie drinnen gleich warm. Und so können wir die Fenster und Türen geöffnet lassen, so dass die Luft frei zirkulieren kann. Wir müssen höchstens auf Regen und auf stechende Insekten achten.

Wenn es aber draussen heiss oder kalt ist, dann kommt eben der Faktor Temperatur zum Lüften hinzu. Und da scheint es, dass manche Leute bereits überfordert sind. Dabei reichen logisches Denken und einfachen mathematische Kenntnisse aus, um richtig vorzugehen.

Wenn es im Sommer draussen dreissig Grad heiss ist am Schatten, und die Sonne ungehindert an die Hausfassade brennt, dann erhitzt sich diese Aussenwand des Hauses auf über fünfzig Grad. Wenn wir jetzt die Fenster öffnen, um zu lüften, dann lassen wir nicht nur frische Luft in den Raum rein, sondern eben auch die unsägliche Hitze von der Aussenseite des Hauses. Wenn wir in unserem Raum drin eine Temperatur von etwa vierundzwanzig Grad anstreben, jedoch Aussenluft von über fünfzig Grad einlassen, dann heizen wir so den Raum auf, dass es nicht mehr zu ertragen ist! Da braucht man nicht mal zu rechnen. Der extreme Temperaturunterschied zwischen innen und aussen springt ins Auge!

Folglich sollte man im Hochsommer vor allem am Morgen und am Abend lüften. Und wenn man Räume den Tag hindurch lüften will, dann in erster Linie über den Flur und die Schattenseite des Hauses. Aber noch besser wäre es, wenn man nach draussen geht und sich einen schattigen Platz suchen würde. Wenn man das wegen arbeitsbedingten Umständen nicht kann, dann sollte man es zumindest in den Pausen tun.

Im Winter ist die Situation gegenteilig: Draussen ist es kalt, und drinnen ist es warm. Warm ist es, weil die Räume geheizt werden.

Wenn man jetzt die kostbare Wärmeenergie im Haus drin nicht verlieren will und dennoch frische Luft wünscht, dann ist es wichtig, dass man richtig lüftet. Es geht dabei darum, dass nicht das Haus und der Raum abgekühlt werden, sondern nur, dass die verbrauchte Luft mit frischer Luft ausgetauscht wird. Damit dies energiesparend gemacht werden kann, müssen wir kurz ausholen:

Wenn wir ein Haus heizen, dann heizen wir nicht nur die Raumluft, sondern auch die Bausubstanz auf. Die Wände, die Böden, die Decken, die Möbel und alles, was sich im Haus befindet, wird auf eine Temperatur von idealerweise 19° Celsius erwärmt. Wenn wir jetzt diese Wärme, die überall gespeichert ist, beibehalten wollen, dann ist es wichtig, dass wir nur KURZ, aber INTENSIV lüften. Also maximal fünf Minuten lang. Denn wenn wir länger lüften, dann kühlt die ganze Bausubstanz ab und muss wieder aufgeheizt werden. Das braucht viel mehr Energie, als wenn nur die Raumluft erwärmt werden muss.

Damit wir dennoch möglichst alle verbrauchte Luft durch Frischluft austauschen können, müssen wir eine geschickte Technik anwenden. Wir lüften nicht lange, sondern intensiv! Dazu öffnen wir alle Fenster und Türen gleichzeitig. Und am besten auf beiden Seiten der Wohnung, so dass ein «Querlüften» stattfinden kann. Sobald die kalte Luft von draussen eindringen kann, fliesst über die natürliche Zirkulation die warme Luft nach draussen ab. So gelingt es, einen Raum innert drei bis fünf Minuten völlig durchzulüften. Je kälter es draussen ist, je stärker wirkt die Zirkulation aufgrund der Temperaturunterschiede und je kürzer kann gelüftet werden.

Innerhalb von drei Minuten können Wände und Möbel nicht abkühlen. Und so haben wir zwar etwas kühlere Frischluft im Raum, die sich aber sehr schnell aufwärmt, weil sie die Wärme aufnimmt, die von Wänden und Möbeln abstrahlt.

So betrachtet ist richtig Lüften nicht schwierig, und die Unannehmlichkeit der kühleren Lufttemperatur wirkt nur kurz. Der Vorteil der Frischluft mit ihrem höheren Sauerstoffgehalt überwiegt diese Unannehmlichkeit bei weitem!

Ein Fenster schrägzustellen oder dauerhaft leicht geöffnet zu halten, wäre eine Klimasünde. Denn diese kleine Öffnung ermöglicht keine Zirkulation im Raum. Und so strömt immer nur Kälte ein, die die Bausubstanz gänzlich durchkühlt. Dies wirkt so, als wäre das Haus nicht isoliert. Ein schlecht isoliertes Haus verbraucht viel mehr Energie, also kostbare Brennstoffe, die ihrerseits wiederum die Umwelt belasten und gleichzeitig wirtschaftlich abhängig machen.

Wir erkennen, dass es sich aus mehrerlei Hinsicht lohnt, beim Lüften etwas zu denken. Und mit regelmässigem Lüften kriegt unser Gehirn ja auch genügend Sauerstoff, damit es gut denken kann.

Ob dieser Umstand etwas damit zu tun hat, dass Leute, die lange in ungelüfteten Räumen rumgesessen sind, nicht wollen, dass man lüftet?

Für jemanden, der sich regelmässig gelüftete Räume gewöhnt ist, ist es in ungelüfteten Räumen beinahe nicht auszuhalten. Dieser Situation begegnen wir im nächsten Kapitel.

12 Es ist nicht auszuhalten...!

Es ist halt einfach so: Jemand, der regelmässig frische Luft einatmet und sich auch angewöhnt hat, über Ursache und Wirkung nachzudenken, der wird in seinen intellektuellen Möglichkeiten agiler.

Wer sich daran gewöhnt hat, agil, schnell und flexibel denken zu können, der fühlt sich sofort eingeschränkt, wenn er aufgrund äusserer Umstände in seinem Denken eingeschränkt wird.

Schlechte, verbrauchte Luft schränkt von aussen her ein beim agilen Denken. Und so kommt es, dass sich gewisse Menschen an gewissen Orten nicht wohlfühlen.

Das ist nicht weiter tragisch, solange diese Menschen selbst bestimmen können, wo sie sich aufhalten wollen und wo nicht.

Wenn jetzt aber von aussen her bestimmt wird, wer sich wo unter welchen Bedingungen aufzuhalten hat, dann wird die Situation schon etwas kritischer.

Wenn wir zum Beispiel in einem Grossraumbüro arbeiten müssen, dann haben wir auf die Raumluft kaum Einfluss. Und wenn dieses Grossraumbüro auch noch über ein zentrales Lüftungssystem gelüftet wird, dann wird das Negative in der Luft, angefangen von Verbrauchsluft, über Gerüche bis hin zu Viren und Bakterien im ganzen Gebäude verteilt.

An solchen Orten ist es auf Dauer nicht angenehm zu arbeiten. Und unsere Gesundheit und unser Wohlbefinden leiden mit der Zeit.

So lassen sich diverse gesundheitliche Beschwerden erklären, die dann eintreten, wenn jemand über mehrere Jahre immer am gleichen Ort mit den gleichen belastenden Bedingungen arbeitet.

Nun ist es aber in unserer Gesellschaft so, dass zum Beispiel auch in Schulen oder in anderen Ausbildungsstätten die Kinder und Jugendlichen quasi gezwungen werden, sich über mehrere Jahre an einem Ort aufzuhalten.

Und es scheint manchmal schon fast ironisch bösartig, dass diese jungen Menschen lernen und denken sollen, sich aber in Räumen aufzuhalten haben, in denen schlechte Bedingungen herrschen, insbesondere was die Raumluft anbelangt.

Je grösser die Klassen und kleiner die Räume, je kritischer steht es um die Luftqualität. Und wenn verhaltensauffällige Kinder nicht mehr zu halten sind, dann wohl auch deshalb, weil ihre innere Natur gegen die äusseren Bedingungen, die im Schulraum herrschen, rebelliert.

Nun, der Autor hat viele Jahre in Schulhäusern verbracht. Und das Thema Frischluft und Lüften war stets ein Dauerbrenner. Es kam dem Autor so vor, dass sei er der Einzige, der auf das Durchlüften der Räume achte.

Was kann man denn tun, wenn es in einem Raum nicht mehr auszuhalten ist?

Wer lernt, sich in sich hineinzufühlen und sich wahrzunehmen, der merkt immer schneller, wann ihm die Bedingungen in einem Raum bekommen und wann nicht. Und so kommt es, dass man mit der Zeit nicht mehr bereit ist, sich dem Raum anzupassen und zu leiden, sondern dass man die Möglichkeiten zu nutzen beginnt, die es einem erlauben, sich über Selbstbestimmung mehr Wohlbefinden und ein angenehmeres Dasein zu ermöglichen.

Lüften ist eine dieser Möglichkeiten. Eine andere Möglichkeit ist, dass man sein Leben so verändert, dass man nicht mehr ständig in Räumen mit negativen Einflüssen leben und arbeiten MUSS.

Wer bereit dazu ist, wer also den Willen aufbringt, etwas in seinem Leben zu verändern, der schafft das auch. Und so kann man über agiles Denken, Flexibilität und das Wissen über Ursache und Wirkung eine andere Lebensweise anstreben, die es einem erlaubt, mehr draussen zu sein und sich so besser zu fühlen und gesünder zu leben.

Das geht natürlich nicht von heute auf morgen. Es ist ein Prozess. Und dieser Prozess beginnt mit dem Thema des nächsten Kapitels.

13 Draussen sein

Wer oft und regelmässig draussen ist, der hat mehr Sauerstoff und mehr positive Energie zur Verfügung. Beides wirkt positiv auf unseren Organismus und unser Potenzial.

Wer über längere Zeit immer wieder oft und regelmässig draussen ist, und wer über Wirkungssysteme nachdenkt, der kann sich so entwickeln.

Der Autor hat genau diese Aussage mal in einem Seminar gehört. Und es hat ihm eingeleuchtet, dass jemand, der über bessere Voraussetzungen verfügt, mehr zu leisten imstande ist. Und wer eben über bessere Voraussetzungen verfügt, um agiler zu denken, der ist nicht nur aufgrund der besseren äusseren Voraussetzungen imstande mehr zu leisten. Nein, er wird auch viel effizienter! Wer also leistungsfähiger und effizienter wird, der erhält dadurch die Möglichkeit, sein Leben zu verändern.

Natürlich muss man über die nötigen Rahmenbedingungen verfügen, damit mehr Leistung und Effizienz etwas bringen.

Wer auf seiner Arbeit für seine Präsenzzeit bezahlt wird, dem nützen eine höhere Leistung und mehr Effizienz nichts. Denn alles, was er dadurch mehr erarbeitet, kommt dem Arbeitgeber zu, nicht ihm.

Also muss jemand, der von erhöhtem Leistungsvermögen und höherer Effizienz profitieren will die nötigen Voraussetzungen schaffen, dass dies ihm selbst Nutzen einbringt.

Und so lässt sich wohl eine Tendenz erklären, die in der heutigen Zeit immer mehr Verbreitung findet: Wer seine Möglichkeiten und sein Potenzial nutzen will, der kann dies fast nur erreichen, wenn er mehr Selbstbestimmung in sein Leben bringt. Und Selbstbestimmung wird dadurch ermöglicht, dass man ganz oder teilweise selbständig wird und/oder als Freelancer arbeitet.

Natürlich führt so etwas zu einer Veränderung in fast allen Bereichen des Lebens. Entsprechend muss die Bereitschaft vorhanden sein, um Gewohnheiten abzulegen und Veränderungen zuzulassen. Und es braucht auch den Willen, um sich auf all das einlassen zu wollen. Aber wenn das alles dazu führt, dass man noch mehr Zeit draussen verbringen kann, was wiederum zu einer Leistungssteigerung und zu erhöhter Effizienz führen kann, dann könnte es ja einen Versuch wert sein…

Aber das ist nicht das Thema dieses Büchleins. Es ist nur etwas, was unter anderem über den Einfluss von frischer Luft begünstigt wird.

Aber ja, alle Bücher des Verlags denkmalnach.ch streben eigentlich das gleiche Ziel an: Es geht um die Selbstermächtigung des Menschen, über Selbstbestimmung und Selbstwirksamkeit mehr Ausgewogenheit und dadurch Freude und Sinnhaftigkeit in sein Leben zu bringen. Manche wünschen das für sich; und lesen daher auch Bücher wie dieses hier. Andere wollen das nicht – auch das ist völlig ok!

Mehr draussen zu sein ist nur eine Ursache, die ihre Wirkung auf uns und unser Leben hat. Wir selbst entscheiden, welchen Ursachen wir uns hingeben wollen, um dann von ihren Wirkungen auf uns zu profitieren. Die Buchserie *«Die Wirkung von...»* versucht, über Information und die Förderung des kausalen Denkens die Entscheidungsfindung zu erleichtern und positiv zu beeinflussen.

Und weil es eben sehr oft um Ursachen geht, weil diese ja die gewünschten Wirkungen herbeiführen, wollen wir im nächsten Kapitel auf eine weitere Ursache eingehen, die zu wirken beginnen kann, sobald wir mehr draussen sind.

14 Pflanzen – unsere Freunde

Es gibt nur wenige Häuser, in denen Bäume wachsen. Und dort, wo dies möglich ist, verfügen die Bäume nicht über die Erdung, die sie in der Natur draussen haben. Und folglich können sie auch nicht so positiv auf uns wirken, wie das zum Beispiel eine stämmige, gesunde alte Eiche am Waldrand zu tun vermag.

Pflanzen sind unsere Freunde. Sie sind es einfach, selbst wenn wir nichts dazutun. Denn Pflanzen nehmen Kohlenstoffdioxid und Stickstoff auf und liefern uns dafür Sauerstoff und wertvolle Ressourcen in Form von Nahrung und Rohstoffen.

Dies ist aber eine klar wirtschaftlich geprägte Sichtweise, die sich auf das physisch Materielle beschränkt.

Wer einen wahren Freund zu haben wünscht, der findet die Erfüllung seines Wunsches nur, wenn er selbst etwas zu geben bereit ist.

Wer sich bei einem Waldspaziergang bewusst auf Bäume und Pflanzen einlässt, wer beobachtet, wie sie wachsen, wie sie Tieren als Wohnung, Aufenthaltsort und Futterquelle dienen, wer erkennen kann, wie unterschiedlich Bäume in ihrer Wesensart sind, und wie sie sogar unterschiedlich auf uns wirken, der schenkt diesen lebenden Pflanzen seine Aufmerksamkeit und seine Achtsamkeit. Was er dafür zurückerhält, ist viel mehr, als man sich zu erhoffen vermag: Es ist eine Art Verbindung, die uns auf allen Ebenen des Seins mit dem versorgt, was wir nötig haben, um gesund zu leben und uns gut zu fühlen.

Ein gesunder Baum ist so stark mit seiner Umgebung und allem, was sich um ihn herum befindet verbunden, dass er ein äusserst intaktes und wertvolles Zentrum positiver Wirkungen darstellt. Und wer sich diesen Wirkungen bewusst hingibt, der verbindet sich dadurch ebenfalls mit diesem Baum – und darf folglich davon profitieren.

Diese verklärte Betrachtungsweise von Bäumen mag im ersten Moment etwas irritierend, wenn nicht gar lächerlich wirken. Aber wer sich über längerer Zeit diesem Sachverhalt widmet und hingibt, der wird in sich selbst eine Veränderung feststellen. Und diese Veränderung hat bedeutend mehr positive Aspekte, als dass sie nachteilig wirken würde.

Wer draussen ist, der kann sich Bäume zu seinen Freunden machen – weil er ihnen begegnet und sich in ihr Energie- und Wirkungsfeld hineingibt. Wer drinnen sitzen bleibt, der braucht nur den Sauerstoff auf, den er zum Denken braucht. Und wenn keiner mehr da ist, dann…

Und so kommen wir zu einem der wichtigsten Aspekte unseres Seins. Und dieser Aspekt ist eben direkt abhängig von frischer Luft. Es geht um unser Denken.

15 Denken und Luft

Es bestreitet wohl kaum jemand, dass unser Denken eng mit unserem Gehirn zu tun hat. Und somit ist auch gegeben, dass frische Luft für uns von grosser Bedeutung ist. Denn unser Gehirn benötigt Sauerstoff. Und frische Luft erleichtert es uns eben in beträchtlichem Masse, diesen benötigten Sauerstoff aufzunehmen.

Alles, was in Anspruch genommen und bewegt wird, verändert sich dadurch. Das ist etwas, was mit dem Grundprinzip von Ursache und Wirkung einhergeht.

Wenn wir unsere Muskeln häufig aktivieren und gebrauchen, dann wachsen sie an. Wir werden stärker, schneller und somit wirkungsvoller.

Mit unserem Hirn und unseren Denkkapazitäten verhält es nachweislich sehr ähnlich: Wer häufig denkt, der weiss mit der Zeit nicht nur mehr, sondern er wird in seinem Denken auch schneller und effizienter.

Wenn wir regelmässig denken, und dabei komplexe oder hohe Gedanken anstreben, dann erhöhen wir dadurch unsere Denkkapazität. Das wirkt so, als würde man in einem Computer den Arbeitsspeicher RAM erweitern. Aber mit dieser Erweiterung geht eben ebenfalls eine

Beschleunigung des Austausches mit dem gespeicherten Wissen auf der Festplatte (ROM) einher.

Wer möchte nicht sein Hirn so entwickeln, dass es länger, schneller und besser denken kann, was wiederum den Wissenserwerb und die Fähigkeiten und Fertigkeiten erweitern hilft?

Was das alles mit frischer Luft zu tun hat?

Ganz einfach: Wenn wir zu wenig Sauerstoff zur Verfügung haben, dann ist das etwa so, wie wenn man einem Computer das Stromkabel ausziehen würde. Es geht nicht lange, und dann ist unsere Leistung zu Ende.

Wer sein Leben auf sein Denken und dessen Möglichkeiten und Wirkungen aufbaut, der kommt um frische Luft nicht umher.

Das zu tun, macht durchaus Sinn. Denn es erweitert unsere Möglichkeiten und unser Entwicklungspotenzial. Das bringt uns direkte Vorteile.

Immer dann, wenn der Mensch einen Vorteil für sich sieht, kann er sich dazu motivieren, etwas zu tun, was er sonst nicht tun würde.

Und so kommt es, dass viele Menschen Sport machen, um ihren Körper zu trainieren und fit zu halten. Und immer mehr Menschen gehen regelmässig nach draussen. Und so kommt es zu einer Veränderung in der Gesellschaft.

Immer mehr Menschen der heutigen Zeit sind am Erkennen, dass eine leicht andere Lebensweise zu Freiheit und persönlicher Wahrheit führen kann. Und dies ist eben eine weitere Wirkung von frischer Luft auf uns und unser Leben: Frische Luft bringt nicht nur ein bestimmtes Mass an Freiheit. Nein, sie bringt auch Reinheit in unser Leben. Und ein Leben in Reinheit zu führen, dass klingt doch schon mal ganz anders, als wenn wir ein Leben in Schmutz, Staub und Schlamm leben müssen...

16 Freiheit, Luft und Reinheit

Über den Wolken muss die Freiheit wohl grenzenlos sein! Alle Ängste, alle Sorgen – sagt man – bleiben darunter verborgen – und dann – werden Dinge, die uns gross und wichtig erscheinen, plötzlich nichtig und klein...

Was ausser frischer, reiner Luft befindet sich sonst noch über den Wolken?

Schon nur die Vorstellung eines klaren, blauen Himmels mit schneeweissen Blumenkohlwolken darin vermittelt uns ein Gefühl der Freiheit und Reinheit.

Und wenn wir auf unser Herz hören, dann fühlen wir, dass Freiheit und Reinheit das sind, was wir uns wünschen, und was jedem von uns Menschen aufgrund seines tiefsten Wesens auch zustehen würde…

Frische Luft erinnert uns immer daran, was uns zustehen könnte, und was wir verdienen, wenn wir uns dafür würdig erweisen und es auch zu schätzen wüssten.

Frische Luft ist wie ein Versprechen dafür, dass für uns gesorgt ist. Denn die Welt, in der wir leben, wird uns immer mit frischer Luft versorgen. Sie tut es nur dann nicht mehr, wenn wir Menschen uns selbst dieses Geschenk über Gier, Selbstvorteil und Machthunger zerstören.

Reinheit, also seelische Unversehrtheit, bewahrt uns vor Gier, Egoismus und Grössenwahn.

Vielleicht täte es dem einen oder anderen Tyrannen gut, mal tief durchzuatmen, sich dadurch an die Reinheit zu erinnern und wieder auf den Boden der Menschlichkeit zurückzufinden.

Aber zwingen können wir Tyrannen nicht. Denn es sind ja Tyrannen. Und so muss jeder von uns das tun, was er tun kann. Und das ist eigentlich nur die Möglichkeit, sich selbst zu verändern.

Ja, wir können uns selbst verändern. Die andern aber können wir nicht verändern. Und selbst wenn wir gute Absichten hegen, so führen diese meistens in die Hölle. Denn der Weg zur Hölle ist voller guter Absichten…

Meist lassen wir von guten Absichten erst ab, wenn wir genug leiden; wenn wir an den widrigen Umständen zu ersticken drohen…

17 Die Angst zu ersticken

Es kommt selten vor, dass wir in Situationen kommen, wo wir real fühlen wie es ist, wenn man keine Luft mehr kriegt und mit der Angst des Erstickens kämpfen muss.

Dennoch tut es gut, ab und zu beim Schwimmen so lange zu tauchen, bis wir merken, wie furchtbar die Wirkung ist, wenn wir nicht mehr atmen können. Denn das hilft uns, das Geschenk des Atmens und die wohltuende Wirkung von frischer Luft wieder wahrzuhaben und wertzuschätzen.

Aber in diesem Kapitel wollen wir uns nicht in erster Linie mit der Angst befassen, die entsteht, wenn wir auf physischer Ebene zu ersticken drohen. Wir wollen uns eher der übertragenen Sinndeutung annehmen. Denn dann, wenn wir an einer Situation oder einer Belastung zu ersticken drohen, zeigt uns das immer einen Mangel an Freiheit und Reinheit auf.

Wer sich draussen in der Natur befindet und frei durchatmen kann, der nähert sich so einem Zustand an, der die Schönheit des Lebens auf Erden erkennen lässt. Und dieser Zustand geht mit Freiheit, Wahrheit, Liebe und eben frischer Luft einher.

Wenn einer dieser Faktoren in beträchtlichem Masse in unserem Leben fehlt, dann drohen wir nach und nach zu ersticken. Denn unsere Seele braucht diese Dinge so sehr, wie unser Körper frische Luft benötigt, um bestehen zu können.

Unsere Seele kann sich uns über Gefühle am besten mitteilen. Und ein bedrückendes Gefühl, das irgendwie an die Angst des Erstickens erinnert, ist in den allermeisten Fällen ein Wink unserer Seele, dass wir etwas unternehmen sollten, weil sie leidet.

Da wir selbst die Seele sind, leiden also auch wir selbst. Und wer leidet, sollte nicht warten, bis sich die Situation von selbst klärt. Wir sollten aktiv werden und über aktives Denken, Fühlen und Handeln eine Veränderung anstreben, um der Situation und somit dem Gefühl des Erstickens zu entkommen.

Tun wir das, so können wir sehr bald wieder durchatmen. Dadurch optimieren wir unsere Ausganglage in Bezug auf unsere Möglichkeiten und unser Potenzial massiv. Und so gelingt es uns, immer bewusster den Situationen aus dem Weg zu gehen, die das bedrückende Gefühl des Erstickens herbeiführen.

Meistens drohen wir zu ersticken, wenn wir uns in etwas befinden oder aufhalten, was unsere

Freiheit und unsere Selbstbestimmung einschränkt oder verunmöglicht.

Wenn wir unter Wasser oder in einem Raum ohne Sauerstoff sind, dann leuchtet es uns sofort ein, dass wir etwas ändern müssen. Und dass wir auftauchen oder den Raum ohne Sauerstoff schleunigst verlassen, scheint hier und jetzt logisch zu sein.

Aber sehr oft merken wir eben nicht, dass das, was sich um uns herum aufbaut, nach und nach bedrohlich auf uns zu wirken beginnt und uns in unserem Wohlbefinden und unserer Gesundheit gefährdet. Es ist, als würde unsere Umgebung mit unsichtbarem Kohlenstoffdioxid angefüllt, welches den Sauerstoff verdrängt und uns ersticken lässt, ohne dass wir davon bewusst etwas wahrnehmen würden.

Dies kommt in der heutigen Zeit bei vielen Menschen sehr oft vor! Denn wer nach festen Gewohnheiten lebt, der merkt kaum, dass er sich langsam, aber sicher in eine Situation manövriert, die ihm schadet und nicht guttut.

Nur wer regelmässig an die frische Luft geht, wer aktiv ist und so viele verschiedene Vergleichsmöglichkeiten schafft, merkt, wann ihm etwas bekommt, und wann etwas auf ihn lähmend und erstickend wirkt. Und wohl darum sollten wir immer wieder daran denken, dass unsere Seele, unser Geist und unser Köper immer wieder unserer Aufmerksamkeit und Pflege bedürfen, damit alles in Einklang harmonieren kann – und damit wir möglichst schnell merken, wenn etwas nicht so ist, wie es sein sollte, und uns so zu ersticken droht...

Etwas, was ganz einfach zu bewerkstelligen ist, was aber in hohem Masse wirkt, ist richtig Durchatmen. Und wie man das tun kann, wird kurz und einfach im nächsten Kapitel erklärt.

18 Richtig (durch)atmen

Es gibt Menschen, die leiden an Asthma. Und solche Menschen können entweder über die Einnahme von Medikamenten einen Anfall in Griff bekommen, oder aber sie können über Atmungstherapie eine Verbesserung im Hinblick auf ihre Beschwerden herbeiführen.

Wer sich mit erfahrenen Atmungstherapeuten unterhält, der erfährt, dass Asthma sehr oft auch mit einer unbewussten Angst einhergeht. Überforderung, Einengung, Bedrücktheit und ähnliche Situationen können einen Asthmaanfall auslösen oder begünstigen.

Und was ist das beste Mittel, um bei Atemnot und Atembeschwerden wieder zu Luft zu kommen?

Es gibt nichts anderes, als die Angst des Erstickens zu überwinden, indem man trotz aller Angst versucht, ruhig und tief durchzuatmen.

Eigentlich scheint es uns normal und logisch zu sein, dass man ruhig und tief atmen soll. Aber tun wir das denn auch?

Wer Menschen im Alltag beobachtet, der erkennt, dass viele Menschen eine flache Atmung haben. Das bedeutet, dass sie die

Atemluft nur kurz einziehen, und dann schnell wieder ausatmen.

Eine flache Atmung bedingt, dass mit einer höheren Atmungsfrequenz geatmet wird, damit der Körper dennoch genügend Sauerstoff aufnehmen kann. Das ist in etwa so, als würde man mit schnellen, kleinen Schritten gehen, anstatt dass man ruhig und gemächlich mit grösseren, festen Schritten vorwärtsschreitet.

Wer grosse Schritte nimmt, der braucht etwas mehr Kraft. Dafür braucht eine solche Gangart weniger Kondition. Und wir haben bereits gelesen, dass Muskeln sich anpassen, wenn sie trainiert werden. Also können wir unsere Gangart recht zügig auf weniger, aber grössere Schritte umstellen, ohne dass wir viel dazu tun müssen, ausser das wir den Willen aufbringen, über bewusstes Gehen eine Veränderung herbeizuführen.

Beim Atmen ist es sehr ähnlich. Wer sich regelmässig Zeit nimmt, um bewusst seine Atmung zu trainieren, der führt eine Veränderung herbei, die einen kurzfristigen und einen langfristigen Nutzen bringt:

Über gezielte Atmungsübungen gelingt es, unmittelbar im Moment den Körper mit mehr Sauerstoff und Energie zu versorgen. Dies ermöglicht es, Herausforderungen erfolgreicher angehen zu können und gleichzeitig problematische Einwirkungen zu überwinden.

Wenn ein Musiker zum Beispiel vor seinem Auftritt Lampenfieber hat, dann kann er über ruhiges und tiefes Durchatmen dieses Lampenfieber abschwächen oder gar gänzlich loswerden.

Dies funktioniert, weil der Körper und die Psyche, die sich beide in einer Stresssituation befinden, mit frischer, positiver Energie versorgt werden. Dies ermöglicht es nicht nur, wieder klarer und rationaler zu denken. Nein, es hilft auch, die negativen Energien, die aufgrund von bewussten und unbewussten Ängsten entstanden sind, aus dem Körper abzuführen, so dass auf allen Ebenen die Organe und Energiezentren wieder ordnungsgemäss und uneingeschränkt arbeiten können.

Nebst diesem kurzfristigen, unmittelbaren Nutzen haben regelmässige Atmungsübungen aber auch noch einen langfristigen Effekt. Indem wir etwas Selbstverständliches bewusst praktizieren und zu optimieren versuchen, führen wir Veränderungen in unseren Gewohnheiten und Haltungen herbei.

Wenn wir also mehr Bewusstsein auf unsere Atmung legen, und wenn wir uns immer wieder bemühen, ruhig und tief zu atmen, dann führt dies dazu, dass wir auch dann, wenn wir uns nicht auf unsere Atmung konzentrieren, ruhig und tief atmen. So haben wir grundsätzlich mehr Sauerstoff und Energie zur Verfügung, was uns schneller und effizienter denken lässt. Aber nicht nur das! Auch unsere Gesundheit, unser Wohlbefinden und unser Leistungspotenzial steigern sich. Denn über ruhiges, tiefes Atmen gelingt es uns, Stresssituationen immer mehr unbeschadet zu meistern – weil wir genügend Kraft und Energie dazu zur Verfügung haben.

Wer nicht mehr gestresst ist, wer erfolgreich Herausforderungen meistern kann, und wer länger durchhalten kann, der wird selbstsicherer und ermächtigt sich so, mehr selbst bestimmen zu dürfen – weil er nicht von aussen beeinflussbar ist, sondern wie ein Fels in der Brandung bestehen kann, weil er über die nötige Standkraft dazu verfügt.

Darum wird hier empfohlen, regelmässig, im Idealfall drei Mal täglich, für zwei bis maximal fünf Minuten ruhig und tief durchzuatmen. Länger sollte man dies nicht tun, da zu viel Sauerstoff im Blut zu Schwindelgefühl führen kann. Dies aber nur, wenn gegen das natürliche Gefühl des Atmens gearbeitet wird.

Wer bei diesen Atmungsübungen darauf achtet, dass er länger einatmet als gewohnt, und wer dann auch lang und gründlich ausatmet, der kann selbst wahrnehmen, dass er sich dabei immer wie reiner und besser fühlt.

Und wer nach dem Ausatmen und nach dem Einatmen eine kurze Pause von etwa zwei bis drei Sekunden einlegt, der gibt dem Körper Zeit, um den Austausch von Sauerstoff und Kohlenstoffdioxid vorzunehmen, was den Atmungsprozess optimiert. So werden ebenfalls negative Energien besser abgeführt.

Atemübungen ermöglichen es uns, unser Leistungsvermögen und unser Energiepotenzial im Moment, aber auch langfristig zu steigern. Achten wir darauf, dass wir mit den erweiterten Möglichkeiten achtsam umgehen, und nicht Blödsinn oder Schlimmeres damit anstellen…

***

Atemübungen nützen sicher nichts, wenn wir sie an Orten machen, wo die Luft schlecht ist.

Leider merken wir oft gar nicht, dass die Luft schlecht ist. Wir merken nicht, dass wir in einem zugebundenen Plastikbeutel leben und atmen…

19 Das Leben im Plastikbeutel

Sicher ist es gut, Energie zu sparen, indem man Häuser gut isoliert.

Wir sollten aber über einen Fakt Bescheid wissen: In den letzten Jahren hat man den Isolationswert von Gebäuden nicht nur über die Dicke und den Dämmwert der Isolation verbessert. Man hat auch sogenannte *Dampfsperren* oder *Dampfbremsen* eingebaut. Dies aus zwei Gründen:

Der eine Grund dient dazu, zu verhindern, dass über Kondensation Feuchtigkeit entsteht, was zu Schimmel und zur Beschädigung der Bausubstanz führen kann. Der andere Grund ist der, dass man die Raumluft über eine Dampfsperre am Abfliessen hindern will. So bleibt die warme Luft im Gebäude drinnen.

Bevor wir über die Wirkung der Dampfsperren und Dampfbremsen auf uns Menschen eingehen, wollen wir ihre Wirkungsweise noch kurz erklären:

Wenn in einem Gebäude drin geheizt wird, steigt die Innentemperatur im Verhältnis zur Aussenluft an. Dies führt dazu, dass der Druck im Gebäude sich erhöht. Ein geheiztes Gebäude ist also fast wie ein Heissluftballon. Ein Heissluftballon kann fliegen, weil die Luft im

Ballon wärmer ist als die Umgebungsluft. Und weil warme Luft leichter ist und aufgrund der natürlichen Thermik steigt, steigt auch der Ballon in die Höhe.

Bei einem Gebäude ist es anders. Denn dieses ist ja am Boden verankert und fliegt nicht davon. Entsprechend kann sich der Druck aufgrund der wärmeren, leichteren Luft im Gebäude drin nicht entladen. Immer dann, wenn ein Druck entsteht, versucht dieser Druck sich auszugleichen. Und bei unserem Gebäude führt dies dazu, dass dort, wo die Gebäudehülle am durchlässigsten ist, viel warme Luft entweicht. Wenn wir also zum Beispiel unter dem Dach schlecht verbundene Materialübergänge haben, dann entweicht dort verhältnismässig viel warme Luft. Dies kommt einem hohen Energieverlust gleich. Gleichzeitig aber kann warme Luft viel mehr Wasser in Form von Dampf aufnehmen als kalte Luft. Und wenn jetzt an einem Ort konzentriert viel warme Luft entweicht und auf kalte Luft trifft, kühlt die warme Luft ab und all der enthaltene Wasserdampf kondensiert. Dies kann im Winter, wenn es draussen wirklich kalt ist, dazu führen, dass literweise Wasser kondensiert, was dann alles durchnässt und so Fäulnis, Schimmel oder gar Wasserschaden verursacht.

Und um diesem Problem entgegenzuwirken, baut man eben eine Dampfsperre ein. Eine Dampfsperre ist meist eine luftdichte Plastikschicht, die auf der Innenseite der Isolationsschicht angebracht wird. Sie verhindert das Entweichen von warmer Luft, so dass es auch nicht zu Kondensation kommen kann.

Natürlich hilft eine Dampfsperre, den Isolationswert eines Hauses massiv zu erhöhen. Dafür verschlechtert sie das Raumklima in ähnlichem Masse. Denn sie führt zu einem erhöhten Raumdruck, was sicherlich Kopfschmerzen nicht auslösen, aber deren Entstehung begünstigen kann. Aber das ist nicht das schwerwiegende Problem. Das viel grössere Problem ist, dass man in gut isolierten Häusern wie in einem Plastiksack lebt! Zwischen drinnen und draussen findet kein Luftaustausch mehr statt. Und somit drohen wir in einem modern isolierten Haus zu ersticken, WENN wir nicht regelmässig lüften.

Um diesem «Plastiksackproblem» entgegenzuwirken, hat man begonnen, Dampfsperren durch Dampfbremsen zu ersetzen. Bei diesen kann ein gewisser Prozentanteil warme Luft entweichen, was zu einem natürlichen Austausch der Luft im Hause führt. Ausserdem wird zurecht immer wieder darauf hingewiesen, dass ein modernes Haus dreimal täglich kurz durchgelüftet werden sollte.

Da es aber Leute gibt, denen das zu anstrengend ist, oder die mit richtigem Lüften überfordert sind, hat man vor allem in grossen Gebäuden moderne Lüftungssysteme eingeführt, so dass auch beim Lüften keine kostbare Energie verlorengehen kann. Sehr oft verteilen solche Anlagen aber nicht nur die Luft, sondern auch die Abluft im ganzen Gebäude. Welche Probleme dadurch entstehen, wurde bereits erwähnt.

***

Weil wir immer mehr in Gebäuden leben, die gut isoliert und somit quasi luftdicht sind, sollten wir das regelmässige, korrekte Lüften der Räume nicht vergessen. Wir sollten aber auch nicht vergessen, uns regelmässig draussen aufzuhalten und dort bewusst tief und ruhig durchzuatmen. Wenn wir das tun, dann können wir so gesund und unbeschadet über den Winter kommen. Tun wir es nicht, dann müssen wir uns nicht wundern, wenn wir aufgrund von schlechter Luft und Energiemangel krank werden.

Aber regelmässig nach draussen zu gehen und tief durchzuatmen, wirkt ja nicht nur auf unsere

Gesundheit, sondern auf unser Wohlbefinden, unsere Psyche und unseren Geist allgemein.

Und wie das unter anderem geschieht, versuchen wir im nächsten Kapitel zu erklären.

20 Ruhe und Entspannung

Wenn man jemandem, der neben einer tickenden Zeitbombe steht, befiehlt, er solle sich ausruhen und entspannen, dann gelingt ihm das wohl nur schlecht.

Und wenn man jemandem befiehlt, er solle sich in einer Giftmülldeponie erholen, dann wird der Erfolg wohl auch ausbleiben.

Wir erkennen, dass es auf unseren psychischen Zustand und auf unser Umfeld ankommt, ob und wie gut wir uns ausruhen und entspannen können.

Und so wie wir bei Lärm nicht ruhig schlafen können, können wir uns eben auch nicht ausruhen und entspannen, wenn wir nicht gute Luft zur Verfügung haben.

Wenn im Zeitalter der Industrialisierung Kohle der einzige Energieträger in Grossstädten war, dann hat dies dazu geführt, dass die ganze Stadt mit Feinstaub belastet und vor lauter Kohlestaub schwarz war. In einer solchen Stadt war die Luftqualität bedenklich. Und so sind die Leute, die es sich leisten konnten, aus der Stadt aufs Land gezogen. Und wer trotzdem in der Stadt leben musste, der ist auf Kur gefahren, um sich und seiner Gesundheit Gutes zu tun.

Auf Kur wurde viel gebadet und man ging oft an die frische Luft. Dass Wasser und Luft positiv auf die Gesundheit einwirken, war damals selbstverständlich.

Heutzutage ist viel solches Wissen in Vergessenheit geraten. Und so fragt man sich in der modernen Gesellschaft, wie es zu so vielen psychischen Erkrankungen, zu auffälligem Verhalten bei Kindern, zu arbeitsbedingten Gesundheitsproblemen und vielerlei mehr kommt.

Nun, wenn die Psyche ständig unbewusst gestresst und belastet wird, und keine Ruhe findet, dann ist das wohl einer der wichtigsten Erklärungsgründe. Und wenn das Umfeld negativ auf einen Menschen einwirkt, dann dürfte auch dies vieles erklären.

Was nützt es, wenn alle in eine Krankenversicherung einzahlen, sich aber ständig ungesunden Einflüssen aussetzen und essenzielle Bedürfnisse wie dasjenige nach frischer Luft missachten?

Nun, wir können andere Menschen nicht verändern. Aber wir können uns selbst verändern. Und folglich können wir auch über Wissen und Hintergründe unsere Verhaltensweisen und Gewohnheiten verändern. Wer dies tut, der wird erfolgreich sein und mehr als nur gesundheitlich davon profitieren.

Aber sich zu verändern, bedeutet nicht, mal einen Spaziergang zu machen und dann nie wieder. Sich zu verändern bedeutet, sein Leben nach dem auszurichten, was einem von Natur aus guttut. Und wer die verschiedenen Aspekte, die in dieser Buchserie *«Die Wirkung von…»* thematisiert werden, berücksichtigt, der wird im Laufe von ein bis drei Jahren markante Veränderungen in allen Lebensbereichen feststellen; natürlich nur, wenn er sich noch an seinen Ausgangszustand zu erinnern vermag.

Darum ist es manchmal gut, wenn wir Tagebuch schreiben und dort schildern, was wir wahrnehmen, wenn wir in uns hineinfühlen. Denn das gehört auch zu unserer Veränderung und unserer Entwicklung: dass wir achtsam werden und so lernen, essenzielle Dinge in uns und um uns herum wahrzunehmen und sie in Bezug auf ihre Wirkung auf uns einzuschätzen.

Nein, der Arzt kann uns nicht sagen, wie wir uns fühlen, und was wir tun sollen. Nur wir selbst können unsere Gefühle empfinden und wahrnehmen. Und wenn wir positiven Empfindungen nachgehen, und negative Empfindungen und ihre Ursachen meiden, dann passiert das von selbst, was uns kein anderer Mensch auf dieser Erde geben kann.

Dann, wenn wir zu Reinheit, Wahrheit und Ruhe gefunden haben, lösen sich die meisten unserer Probleme von selbst.

Anfangen tut das Ganze damit, dass wir uns Zeit dafür nehmen, uns regelmässig auszuruhen und zu entspannen. Dies braucht Zeit, und Zeit ist Geld. Aber wer mal genau beobachtet, der stellt fest, dass wir das meiste Geld für das Beheben von Problemen und für Kompensationshandlungen ausgeben. Wenn wir so leben, dass keine Probleme entstehen können, und wir auch nichts zu kompensieren brauchen, dann können wir uns den Luxus von Ruhe und Entspannung sehr schnell leisten.

Das kann so weit gehen, dass wir in Ruhe dem Fluss entlang spazieren und tief durchatmen, währenddem andere arbeiten und Geld verdienen müssen, damit sie die Rechnungen für ihren Psychiater und ihren Arzt bezahlen können…

***

Es gehört fast ein bisschen zur Gewohnheit der Bücher des Verlages denkmalnach.ch, dass am Ende eines Büchleins noch ein Ausblick kommt, der von einem Schlusswort gefolgt wird. Manchmal gelingt es in diesen beiden Kapiteln sogar, dem Thema eine interessante Wendung zu geben, oder zumindest auch noch eine andere Sichtweise zu beleuchten. Ob dies in diesem Büchlein hier auch der Fall ist?

21 Ausblick

Angenommen, unsere Politiker würden alle an Asthma leiden und bekämen bei schlechter Luftqualität Nasenbluten. Würde die Politik unseres Landes noch immer so aussehen wie heute? Ginge die Frage in Bezug auf Umweltschutz und Klimaschutz noch immer so zäh voran?

Tatsache ist, dass die Luftqualität uns alle angeht. Denn Luftqualität wirkt nicht nur auf uns Menschen, sondern auf die ganze Welt und alles, was sich darauf befindet.

So gesehen muss man sich schon fragen, wie dumm wir Menschen sind, dass uns unsere Luftqualität egal ist, dass wir dafür darauf achten, dass wir genügend Geld verdienen, um unnötige Dinge wie ein teures, grosses Auto fahren zu dürfen.

Viele merken erst, dass sie Hunger haben, wenn der Hunger da ist. Dann wollen sie essen. Der Preis für das Essen spielt dabei dann eine untergeordnete Rolle.

Muss es bei der Luft auch so weit kommen, dass die Menschen in Atemnot kommen, damit sie merken, dass sie frische Luft nötig hätten?

Was ist, wenn sie aber keine frische Luft kriegen können, sondern nur Frischluft?

Wenn die Luft, die von draussen kommt, nicht besser ist als die Luft, die im Raum drinnen ist, dann kommt in uns zurecht die Angst des Erstickens auf.

Vielleicht sollte man mehr mit dem Gefühl des Erstickens arbeiten, wenn man die Bedeutung von qualitativ hochwertiger frischer Luft begreiflich machen will.

Aber das wäre wohl bloss Zeitverschwendung. Denn wer nie gelernt und folglich nie bemerkt hat, wie befreiend und wohltuend frische, reine Luft wirkt, der wird sie auch nicht vermissen.

Und es bleibt uns ja die Tatsache, dass Bäume und Sträucher immer wieder nachwachsen und so mithelfen, die Fehler der Menschen zu korrigieren. Es sei denn, die Wüstengebiete breiten sich weltweit aus und es können dort keine Bäume mehr wachsen, wo einst die grossen grünen Lungen der Erde für uns alle gearbeitet haben…

Aber das ist eine pessimistische Denkweise. Wir können auch positiv denken! Wer weiss, vielleicht entstehen mit der Zeit auf dieser Erde Regionen, wo nicht produziert und erwirtschaftet wird, sondern wo ausgeruht, geschont und entspannt wird.

Wenn wir Menschen es schaffen, Ruhe und Entspannung zu unserem Lebensinhalt werden zu lassen, dann können wir dann ab und zu zur Erholung etwas arbeiten und uns daran erfreuen.

***

Es gibt sie bereits, diese Fantasten, die gemerkt haben, dass ihnen eine ruhigere und weniger von Geld abhängige Lebensweise Sinn stiftet und Glück bringt.

Die Realisten und alle anderen «vernünftigen» Menschen müssen wohl zuerst genügend leiden, bevor sie auf die Idee kommen, dass ein Glas sauberes, kühles Wasser und genügend frische, reine Luft ihnen viel mehr zu geben vermögen, als das, wonach sie täglich unbewusst ihr Leben ausrichten.

Luft und Wasser benötigen wir täglich. Je mehr Leute erkennen, wie wertvoll diese alltäglichen Dinge doch sind, je besser geht es der Welt insgesamt.

Es spielt also keine Rolle, woher wir kommen und in welche Richtung wir gehen. Es kommt nur auf unsere Sichtweise drauf an. Wenn für uns das, was wir am meisten gewohnt sind und was wir am dringendsten benötigen zu etwas

Kostbarem wird, dann werden wir auf einen Schlag reich!

Jeder von uns kann selbst entscheiden, welche Sichtweise er einnehmen will. Und genau das ist unser Geschenk: Es ist die uns gegebene Möglichkeit, in kleinen Fragen selbst entscheiden zu dürfen. Wer diese Möglichkeit nutzt, der wird über kurz oder lang auch in grossen Fragen eine Wahl haben zu entscheiden!

22 Schlusswort

Der Autor erinnert sich daran, dass er als Kind bei einem Bergbauer beim Wildheuen geholfen hat. Um diese Bergwiese zu erreichen, musste man zuerst eine gute halbe Stunde durch einen tiefen Graben eines Gebirgsbaches gehen und auf der anderen Seite wieder den Berg hinaufsteigen.

Und weil beim Mähen von Hand mit der Sense die Sense regelmässig gewetzt werden muss, damit sie scharf bleibt und das Gras leichter schneidet, und weil es zum Wetzen Wasser braucht, kam der Bauer mit dem Autor mit und zeigte ihm, wo eine kleine Quelle aus dem Berghang hervorrann.

Diese Quelle ergoss sich über einen flachen Stein und floss in einem kompakten Strahl über diesen flachen Stein hinaus, so dass der Bauer das Wetzsteinfass darunter halten und es mit Wasser füllen konnte.

Und dann fragte der Bauer den Autor, ober er Durst habe. Der kleine Junge bejahte diese Frage, worauf ihm der Bauer sagte, dass er hier direkt ab dem Stein trinken könne.

Der Autor hatte zuvor noch nie direkt ab einer Quelle getrunken. Man hatte ihn immer davor gewarnt, Wasser einfach so aus Bächen zu trinken, weil dort Bakterien oder andere Verunreinigungen drin sein könnten, was zu üblen Magenbeschwerden führen könne.

Umso mehr war der Junge nun verblüfft, dass er Wasser direkt aus dem Boden ab einen Stein trinken durfte. Und als er seine Lippen an den Stein legte und zu trinken begann, erfüllte ihn ein Gefühl, das er noch heute nachzuempfinden imstande ist. Es war, als hätte er sich mit Mutter Erde direkt verbunden! Und das kühle, klare, frische Wasser fühlte sich im Mund und in der Kehle so an, als würde es viel mehr bewirken, als nur den Durst zu löschen.

Seither empfindet der Autor immer dann, wenn er sich an einer Quelle befindet, und womöglich sogar noch daraus trinken kann, ein Gefühl der Erfüllung und Glückseligkeit. Wer sich mal der Kostbarkeit reinen Wassers bewusst geworden ist, der betrachtet viel Alltägliches aus anderen Augen.

***

Etwa sechs Jahre später hatte der Autor im Rahmen des Sportunterrichts der Schule einen Orientierungslauf im Auenwald eines Flusses. Es war trocken und heiss. Und nach intensiver sportlicher Leistung brannte der Hals vor Durst und der Mund fühlte sich lederig und trocken an!

Im Ziel angekommen, verschwitzt und mit rotem Kopf, sah der Autor eine Gruppe anderer Jungs, die aus einer Trinkflasche Wasser tranken. Sobald der eine die Flasche abgesetzt hatte, wurde sie ihm sogleich vom nächsten abgenommen. Der Durst war gross – ebenso das Verlangen nach Wasser!

Der Durst war aber zu gross! Denn auch der Autor gab seinem Durst einfach nach und Griff ebenfalls nach der Flasche. Er war der Letzte, der trank. Und weil noch ein kleiner Rest Wasser in der Flasche verblieb, fragte er den Besitzer der Flasche, ob er diesen Rest auch noch austrinken dürfe. Dieser entgegnete: «Ja, sicher! Du musst die Flasche danach einfach wieder auffüllen gehen!» Der Autor fragte erstaunt, wo er dies den tun solle. Denn wenn es eine Wasserquelle in der Nähe gehabt hätte, dann hätte er ja seinen Durst direkt dort gestillt…

Der Eigentümer der Flasche aber erhob die Hand und zeigte zum Fluss hinüber. Und so ging der Autor, ohne den Rest der Flasche ausgetrunken zu haben rüber, kniete sich an den Gebirgsfluss nieder und füllte mit mulmigem Gefühl die Flasche mit vom Gletscherglimmer grau gefärbtem, kaltem Wasser. Dann gab er die Flasche zurück und verliess den Ort des

Geschehens mit einem noch flaueren Gefühl in der Magengegend.

Dieses Gefühl entwickelte sich bis zum Abend aus zu unangenehmen Bauchschmerzen, die in der Nacht in einer Magen-Darm-Grippe ihren Höhenpunkt fanden. Danach lag der Autor noch zwei Tage im Bett.

In der Schule fragte man sich, warum nur die Jungs der beiden Sportklassen in dieser Woche allesamt von einer bösartigen, hartnäckigen Magen-Darm-Grippe heimgesucht wurden.

Und wenn der Autor heute diesem Fluss entlangspaziert und dann auf dem Rückweg am Einfluss der Abwasserreinigungsanlage vorbeikommt, dann wundert er sich kaum noch, dass damals jeder einzelne, der vom Wasser aus diesem Fluss getrunken hatte, für zwei bis drei Tage flachlag und sich wünschte, er hätte doch den Qualen des Durstes etwas länger standgehalten…

Ja, Wasser erhaltet uns am Leben. Wie muss sich eine Mutter fühlen, wenn sie ihrem Kind Wasser zu trinken geben muss, wo sie nicht weiss, ob ihr Kind dieses Wasser überlebt?

Und wie muss es sein, wenn die Qualität unserer Luft mal so schlecht ist, dass man nur noch mit der Sauerstoffmaske nach draussen gehen kann? Wie wird es für die sein, die sich eine solche nicht leisten können?

***

Wenn uns die alltäglichen Dinge nicht einfach egal sind. Wenn sie es uns wert bleiben, dass wir darüber nachdenken, dann können wir solche Horrorszenarien abwenden. Denn der denkende Mensch sägt sich den Ast nicht ab, auf dem er sitzt – sofern er weiss, auf was er sitzt und womit er sägt…

Wer liest und denkt, oder wer sonst einigermassen aufmerksam durch seinen Alltag geht, der trägt damit dazu bei, dass mehr Äste am Baum bleiben, weil weniger Unwissende in Unwissenheit sägen.

Luft und Wasser sind die zwei Elemente, die wir zum Überleben am dringendsten benötigen. Aber wir benötigen noch viel mehr. Indem wir unsere Augen öffnen und beobachten, dürfen wir sehen und erkennen. Das bekommt uns und unserer Umwelt sicherlich ganz gut.

Und darum wünscht sich der Autor, dass Luft und Wasser in guter Qualität allen Lebewesen in reichlichem Masse zur Verfügung stehen. Und dieser Wunsch erfährt den Anfang seiner Erfüllung darin, dass die Menschen das zu schätzen anfangen, was sie bereits im Übermass und als Selbstverständlichkeit haben.

Anmerkung:

In diesem Büchlein wurden die formellen Vorgaben in Bezug auf die Gleichstellung von Frau und Mann nicht überall korrekt eingehalten. Der Autor entschuldigt sich dafür und hält hier fest, dass ihm die gleichen Rechte für alle sehr wichtig sind.

Wenn er sich nicht an die Vorgaben gehalten hat, dann deshalb, weil er den Lesefluss nicht unnötig behindern wollte.

Und vielleicht ist es mit dem Gendern so wie mit der Luft: Solange wir, ohne zu denken, ein- und ausatmen, und uns der Bedeutung von dem, was wir tun, nicht bewusst sind, solange nützt es auch nichts, wenn wir Wörter in ihrer weiblichen und männlichen Form immer wieder lesen, uns aber nicht bewusst sind, warum sie so dastehen.

Es liegt nicht an der Luft, wenn Menschen oberflächlich atmen. Und genauso wenig liegt es an denen, die schreiben, wenn sich nicht alle Menschen bewusst sind, dass die Welt ein besserer Ort für alle sein könnte, wenn wir dem, was ist, mit mehr Wertschätzung und Achtung begegnen würden.

Titelverzeichnis des Verlags denkmalnach.ch

Die Titel sind wie folgt erhältlich:

- Als **Taschenbuch** zurzeit nur bei **amazon.de**
- Als **E-Book** im *Kindle*-Format bei **amazon.de** und immer mehr auch als *ePub* für **Tolino** bei **Weltbild, Thalia, Hugendubel etc.**
- Teilweise als **Hörbuch** bei fast allen Anbietern

Verlag: www.denkmalnach.ch

Autor und Suchbegriff: Michael von Känel

Bücher der Reihe *Die Wirkung von... :*

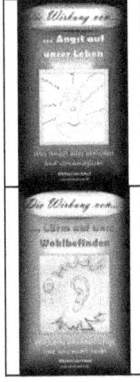	Die Wirkung von Angst auf unser Leben *Was Angst alles behindert und verunmöglicht*
	Die Wirkung von Lärm auf unser Wohlbefinden *Wie Lärm uns beunruhigt und uns Kraft raubt*

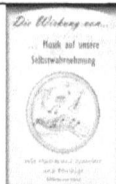

Die Wirkung von Musik auf unsere Selbstwahrnehmung

Wie Musik uns zentriert und beruhigt

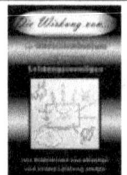

Die Wirkung von Bildschirmkonsum auf unser Leistungsvermögen

Wie Bildschirme uns ablenken und unsere Leistung senken

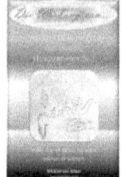

Die Wirkung von Sport und Bewegung auf unsere Ausgeglichenheit

Was Sport bewirkt und wann er nützt

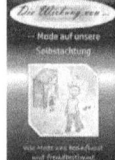

Die Wirkung von Mode auf unsere Selbstachtung

Wie Mode uns beeinflusst und fremdbestimmt

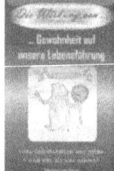

Die Wirkung von Gewohnheit auf unsere Lebensführung

Was Gewohnheiten uns geben - und was sie uns nehmen

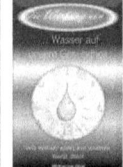

Die Wirkung von Wasser auf unsere Gesundheit

Wie Wasser nicht nur unseren Durst stillt

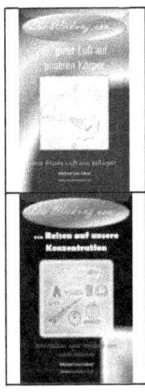	## Die Wirkung von guter Luft auf unseren Körper *Wie frische Luft uns beflügelt*
	## Die Wirkung von Reisen auf unsere Konzentration *Wie Reisen und Pendeln uns müde machen*

Bücher der Reihe *Spirituelles Wissen*:

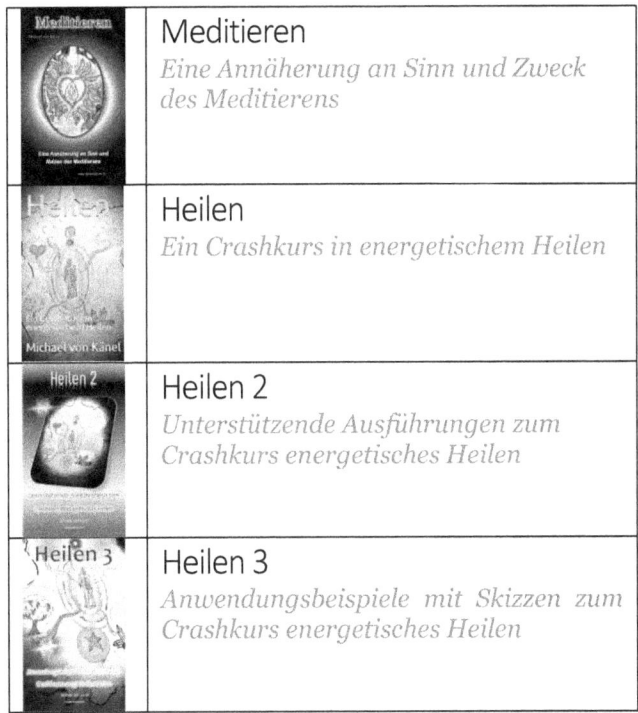

	Meditieren *Eine Annäherung an Sinn und Zweck des Meditierens*
	Heilen *Ein Crashkurs in energetischem Heilen*
	Heilen 2 *Unterstützende Ausführungen zum Crashkurs energetisches Heilen*
	Heilen 3 *Anwendungsbeispiele mit Skizzen zum Crashkurs energetisches Heilen*

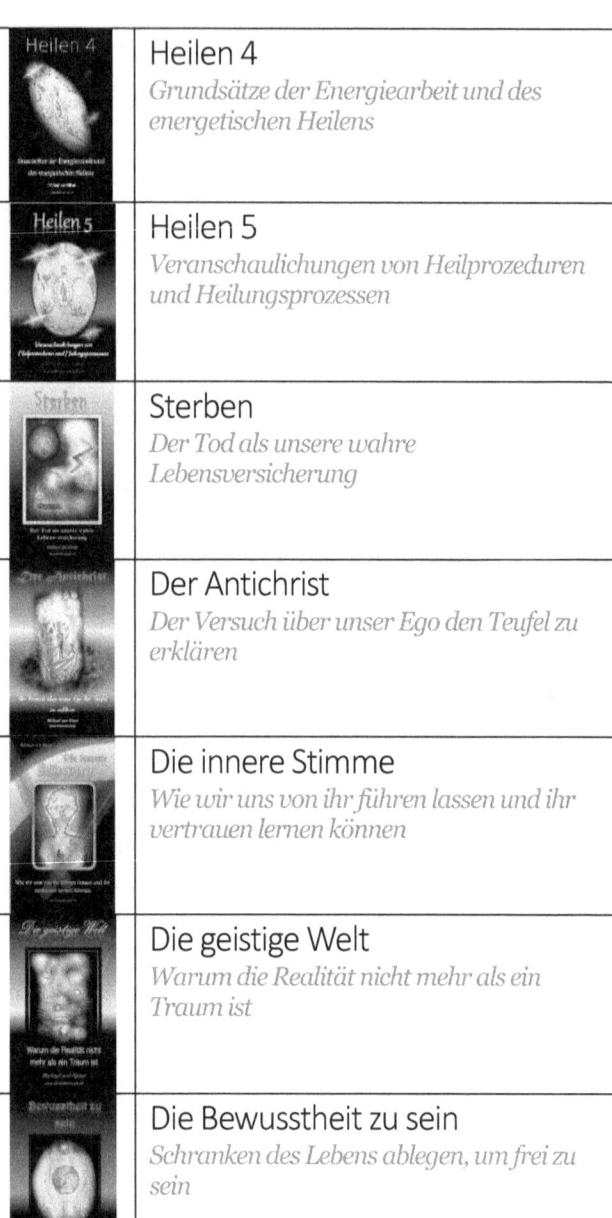

Heilen 4
Grundsätze der Energiearbeit und des energetischen Heilens

Heilen 5
Veranschaulichungen von Heilprozeduren und Heilungsprozessen

Sterben
Der Tod als unsere wahre Lebensversicherung

Der Antichrist
Der Versuch über unser Ego den Teufel zu erklären

Die innere Stimme
Wie wir uns von ihr führen lassen und ihr vertrauen lernen können

Die geistige Welt
Warum die Realität nicht mehr als ein Traum ist

Die Bewusstheit zu sein
Schranken des Lebens ablegen, um frei zu sein

	## Weisheit – Perlen und Irrtümer *Wie Weisheit erhebt oder verblendet*
	## Quo vadis? *Geheimnisse über den Weg, den wir gehen*
	## Heilen 6 *Energetisches Heilen und damit verbundene umfassendere Sichtweisen*

Bücher der Reihe *Gesellschaft verstehen*:

	## Leben statt Arbeiten *Wofür es sich zu arbeiten lohnt und wofür nicht*
	## Selbstwirksamkeit *Wie uns der gekaufte Komfort unserer Selbstbestimmung beraubt hat*
	## Moderne Versklavung *Wie und wodurch wir täglich versklavt werden*

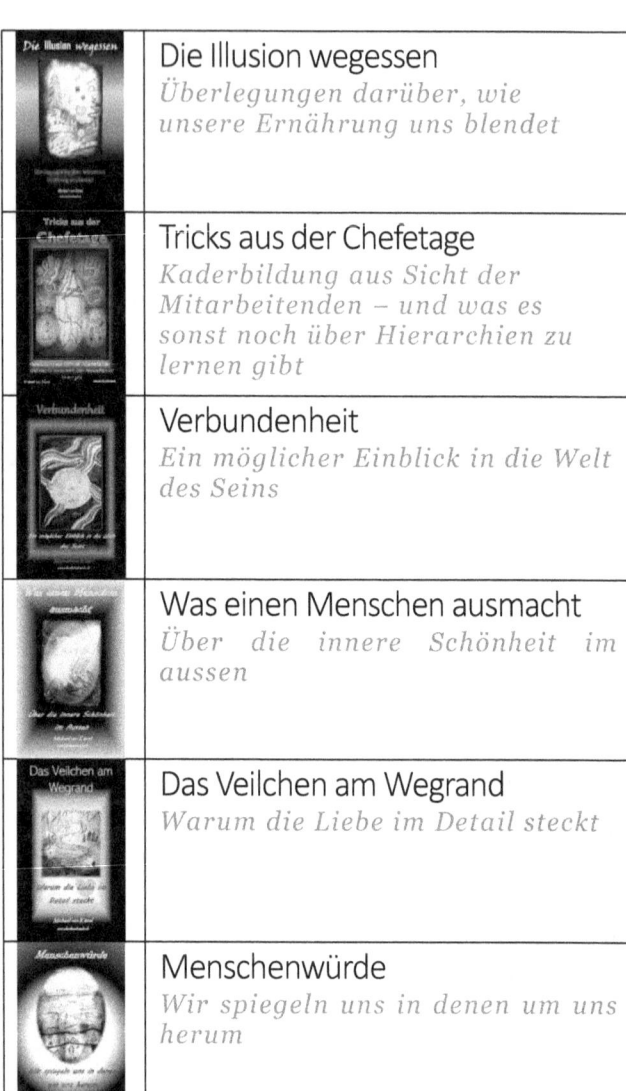

Die Illusion wegessen
Überlegungen darüber, wie unsere Ernährung uns blendet

Tricks aus der Chefetage
Kaderbildung aus Sicht der Mitarbeitenden – und was es sonst noch über Hierarchien zu lernen gibt

Verbundenheit
Ein möglicher Einblick in die Welt des Seins

Was einen Menschen ausmacht
Über die innere Schönheit im aussen

Das Veilchen am Wegrand
Warum die Liebe im Detail steckt

Menschenwürde
Wir spiegeln uns in denen um uns herum

Bücher der Reihe *«Augenmerk Hochsensibilität»*:

	Band 1 – Portrait eines hochsensiblen Menschen *Einblick in den Werdegang und die Erfahrungen eines feinfühligen Menschen*
	Band 2 – Die Wahrnehmung eines hochsensiblen Menschen *Wie und was hochsensible Menschen wahrnehmen können und warum*
	Band 3 – Hochsensibilität in Verbindung mit Achtsamkeit *Was alles möglich wäre aus Sicht eines hochsensiblen Menschen*

Bücher der Reihe *«Vision 3000»*:

	Vision 3000 Band 1 – Die Welt ist im Wandel *Es stehen Veränderungen an...*
	Vision 3000 Band 2 – Veränderungen machen uns zu schaffen *Neue Denkansätze helfen*
	Vision 3000 Band 3 – Neue Denkansätze sind gefragt *Der Mensch hat das Potenzial zu antworten*

Romanserie mit spirituellem Hintergrund
Tränen des Drachen:

TRÄNEN DES DRACHEN I	**Tränen des Drachen – Band 1** *Comfortably numb – Angenehm berauscht*
TRÄNEN DES DRACHEN II	**Tränen des Drachen – Band 2** *Seventh Son of a seventh Son –* *Der siebte Sohn des siebten Sohnes*
TRÄNEN DES DRACHEN III	**Tränen des Drachen – Band 3** *Stairway to Heaven – Die Himmelsleiter*
TRÄNEN DES DRACHEN IV	**Tränen des Drachen – Band 4** *Child in Time –Ein Kind der Zeit*
TRÄNEN DES DRACHEN V	**Tränen des Drachen – Band 5** *Warriors of the World – Krieger der* *Erde*
TRÄNEN DES DRACHEN VI	**Tränen des Drachen – Band 6** *The Good, the Bad and the Ugly –* *Der Gute, der Böse und das Hässliche*
TRÄNEN DES DRACHEN VII	**Tränen des Drachen – Band 7** *Holy Diver – Geweihter Taucher*

Serie *Philosophie und Bildung*:

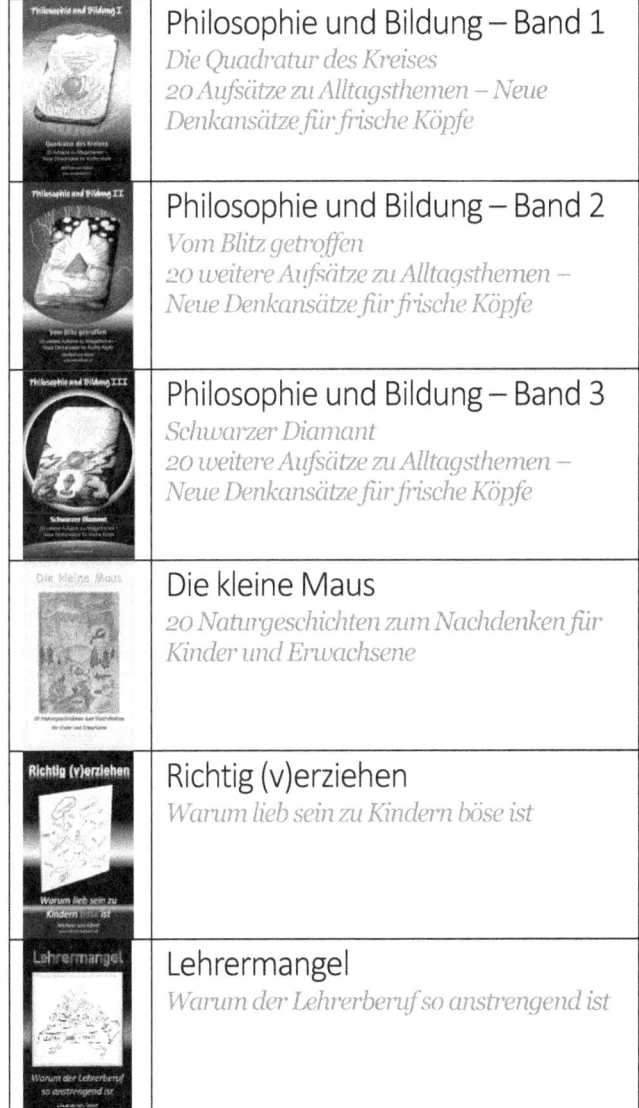

	Philosophie und Bildung – Band 1 *Die Quadratur des Kreises* *20 Aufsätze zu Alltagsthemen – Neue* *Denkansätze für frische Köpfe*
	Philosophie und Bildung – Band 2 *Vom Blitz getroffen* *20 weitere Aufsätze zu Alltagsthemen –* *Neue Denkansätze für frische Köpfe*
	Philosophie und Bildung – Band 3 *Schwarzer Diamant* *20 weitere Aufsätze zu Alltagsthemen –* *Neue Denkansätze für frische Köpfe*
	Die kleine Maus *20 Naturgeschichten zum Nachdenken für* *Kinder und Erwachsene*
	Richtig (v)erziehen *Warum lieb sein zu Kindern böse ist*
	Lehrermangel *Warum der Lehrerberuf so anstrengend ist*

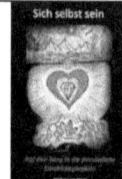

Sich selbst sein
Auf dem Weg in die persönliche Unabhängigkeit

Serie *Arbeitsbücher der Achtsamkeit*:

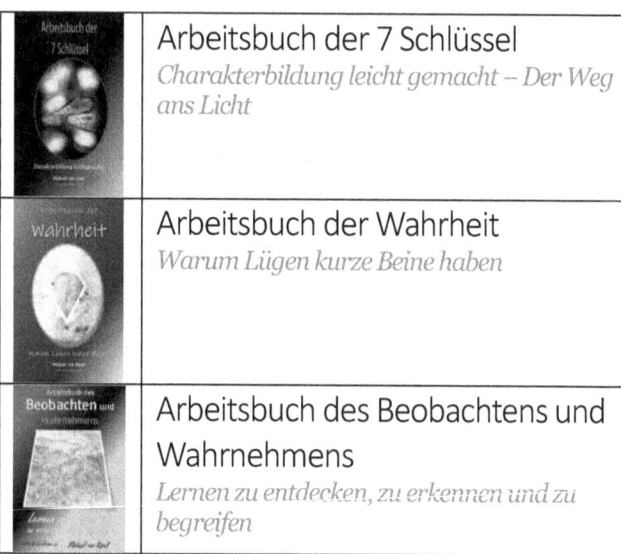

Arbeitsbuch der 7 Schlüssel
Charakterbildung leicht gemacht – Der Weg ans Licht

Arbeitsbuch der Wahrheit
Warum Lügen kurze Beine haben

Arbeitsbuch des Beobachtens und Wahrnehmens
Lernen zu entdecken, zu erkennen und zu begreifen

Serie *Übungsbücher der Achtsamkeit*:

Übungsbuch der Spiritualität
30 Übungen zum Erfahren spiritueller Aspekte

Übungsbuch der Achtsamkeit
30 Übungen zum Erfahren, Beobachten und Wertschätzen

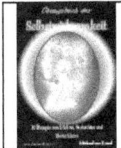

	Übungsbuch der Selbstwirksamkeit *30 Übungen zum Erkennen, was möglich* *sein könnte*

Serie *The Best - The Rest – The Rare*:

	Harry Potter enthüllt *Eine spirituelle Erklärung für den Erfolg der* *erfolgreichsten Buchreihe aller Zeiten*
	Gesammelte Gedichte *40 gesammelte Gedichte mit Tiefgang, aus* *der Feder der Autorengemeinschaft* *www.denkmalnach.ch*
	E-Bike to work *Wie das Elektrovelo mein Leben verändert* *hat*
	Ein Quantum Trost *Für jeden Tag ein Bild und eine Aussage, um* *sich an die Hoffnung zu erinnern*
	30 Do or Don'ts *Warum wir Dinge tun sollten und warum* *nicht*

Bücher der Reihe *Erfolgreich durchs Leben*:

*Bereits komplett **als Hörbuch** erhältlich!*

	Teil 1 - Erfolgreich leben 1: Lernen mit Geld umzugehen; *Grundwissen über Geld und den Umgang damit als Basis für mehr Selbstwirksamkeit*
	Teil 2: Erfolgreich leben 2: Selbstsicherheit aufbauen; *Hinstehen und ohne Unsicherheit sich selbst sein dürfen*
	Teil 3: Erfolgreich leben 3: Effizient Lernen; *Grundsätze des Lernens, die den Wissenserwerb erleichtern helfen*
	Teil 4: Erfolgreich leben 4: Sich Ziele setzen können; *Warum man Ziele nur erreichen kann, wenn man welche hat*
	Teil 5: Erfolgreich leben 5: Absichten durchschauen; *Was hinter dem Verhalten anderer Menschen und Institutionen steht*
	Teil 6: Ursache und Wirkung 1: Übergewicht verstehen; *Wie Übergewicht zustande kommt - und was man tun kann*
	Teil 7: Ursache und Wirkung 2: Streit entlarven; *Warum gestritten wird und wie man Streit vermeidet*

	Teil 8: Ursache und Wirkung 3: Trägheit ablegen; *Wie man den Weg zu einem aktiv gestalteten Leben findet*
	Teil 9: Ursache und Wirkung 4: Überdruss loswerden; *Lernen, die Dinge in einem positiven Licht zu erblicken*
	Teil 10: Ursache und Wirkung 5: Mangel beheben; *Vom inneren Mangel, der zu äusseren Mangelerscheinungen führt*
	Teil 11: Glücklich leben 1: Freundlichkeit und Anstand; *Wie uns freundlicher und guter Umgang die Türen öffnet*
	Teil 12: Glücklich leben 2: Dankbarkeit; *Warum Dankbarkeit die Grundlage für ein glückliches Leben ist*
	Teil 13: Glücklich leben 3: Hilfsbereitschaft; *Was unsere Hilfe für andere Menschen bedeutet*
	Teil 14: Glücklich leben 4: Nächstenliebe; *Warum Nächstenliebe bei Selbstliebe beginnt und uns so das Glück finden lässt*
	Teil 15: Glücklich leben 5: Ethik und Moral; *Warum die ungeschriebenen Gesetze des Zusammenlebens für unser Glück so wichtig sind*

Die Klappentexte zu den einzelnen Büchern
sowie die Serienbeschreibungen sind in den
Online-Shops beim jeweiligen Titel aufrufbar.

Verlag: www.denkmalnach.ch

Autor: Michael von Känel

**Herzlichen Dank, dass Sie den Verlag
unterstützen und weiterempfehlen**